臨床実戦

呼吸器外科の裏ワザ51

知って役立つ現場のテクニック

著　浦本秀隆　常塚宣男

南江堂

はじめに

　九州，関東，北陸という場所で指導的立場で診療に携わり，「ん？　なぜか話が通じない」という経験をした．あれ？　部下がメモなんかしている？「なぜ？」って聞くと，「そんな話聞いたこともないし，どこにも書いていませんよ」って言うのである．そう？　おかしいなあ？　そう言われてみれば，確かにそうかもしれない．20年以上も呼吸器外科の世界にいて感じることは，大切なことの少なくとも一部は意外と教科書に書いていないということである．当たり前だが，何が大切で，何が大切でないかは人によって異なるし，同じ人でも，時期と自分を取り巻く環境によって異なる．

　外科の世界では，ずっと不文律というか，いわゆる言わなくても知ってるでしょうみたいな暗黙の概念が，確実に存在する．その，あ・うんの呼吸で伝わるような小さなルールは，医局を越えて外に出ることはない．研究会や学会，論文，さらにインターネットがこれほど流布する時代になっても，流通しない．なぜ？　それは現場の細かなTipsを，わざわざスライドや論文で他人に示すものでもないからである．つまり，狭い世界でそれなりに完結してきたのである．

　自分自身のテクニックに対して思いを巡らすという行為は，医学への好奇心と患者への愛情とリンクする．さまざまな裏ワザは，上司から知らないうちに教わったこともあれば，教わった記憶はないけど，なぜか日常的に自分自身は大切だなと思っていたというものもある．逆に，教わったことだけを忠実に実践する医師は，とても多い．実は，医師は疑いを知らない生真面目な集団なのではないかと思うこともある．通常，上司は若き日に身につけた技や考えを部下に伝える．部下はけなげに教わったことだけをやり続ける．なんだかどこかの宗教のようである．一見とてもよいようで，ほほえましい．上司にとって，自分の意のままになる部下はかわいいと感じるだろうし，何より，部下も何も考えないでよいので楽である．

　しかし，このようにただお仕えする部下はアウトかもしれない．反逆性のある，カリスマ的な部下の登場を，懐の深い上司は求めている．何を伝えたいかと言えば，数年から数十年もの間，同じ術式やアプローチ，考え方を，自分の頭で何も考えずにしていることは，少なくとも安全性は歴史的にそれなりに証明されているとも言えるが，逆に医学の進歩には危険な思想かもしれない．科学の常識は常に変化している．つまり，上司は尊敬しつつも疑っ

たほうがよい．"Question authority and think yourself" である．Leonardo da Vinci も，"Tristo è quel discepolo che non avanza il suo maestro."（自分を追い越せない弟子をもつことは悲しいことである）と言っている．その一方で，逆に常に自分の頭で熟考し，その信念に基づいていれば，何もころころと術式やアプローチを変える必要もない．つまり，やわらかい頭は必要であるが，流行に流されるのもよいこととは言えない．しかし，人間は揺れ動き，悩む．学会に行くたびに悩む．うーん，いろんな流派があって，その根底にはいろんな思想がある．全国から毎年多くの医師が参加する学術集会で議論して，学閥などを乗り越えて知識を学び，技術を研鑽しているのに統一することができないのは，それが人間の本質であるのかもしれない．

　医師それぞれのもつ信念と，それに裏打ちされた技術が，個性であり特性とも言える．しかし，これから示す，一見どうでもよいような，いわゆる実地臨床の狭間の小技は，時に目の前の患者を確実に救う．そのことを広く知ってもらいたいなあという感覚で，若い呼吸器外科医や，心が若い外科医，さらにベテランの呼吸器内科医に向けて書いてみた．

　　2017年5月

　　　　　　　　　　　　　　　　　　　　　　　　　浦本　秀隆

はじめに

　呼吸器外科医としての基本的な知識は，さまざまな成書で得ることができる．しかし，成書に書かれていないことも，依然多くあるのも事実である．なぜ書かれていないかは，書く必要のないくらい基礎的なことなのか，まだ結論が確定していないことなのかなど，さまざまな理由があると思われる．時代とともにこれまでの常識が，常識でなくなることが多いのが医学である．とくに臨床医学は「経験の科学」と言われ，これまで信用に値するエビデンスのないことが平気で行われてもきた．だから，成書は常に正しいこと，新しいことが書いてあるとは限らない．これは至極当然のことであり，外科医が試行錯誤して行って得た，血と汗の結晶が現時点での臨床の常識であるとも言える．外科領域では基礎医学と異なり，確固としたエビデンスを出すことは難しい．エビデンスがあるからといって直接臨床に結びつけられるかというと，そうでもない．それゆえに医師は悩む．よく見受けられるのは，「私が上司に習ったのはこういう方法だから正しいのだ」というニュアンスのフレーズである．その上司が若手医師にとって偉大であればあるほど，信用してその伝統を守ろうとする．あの先生が言うことはすべて正しい，まったく文句がつけられないという状況である．大切なのはその上司が言っていることが正しいのかどうかを自分の頭で考えるということなのだが，通常，そこまで頭が回らないから，そのまま同じことをやり続ける．そして，自分で考えることなく，また自分の後輩にそのまま教えるのである．

　医局や施設で伝統的に守られてきた手技や常識が，他の医局，施設，または海外ではまったく異なり，時には非常識となることがある．こうなると，若手医師はどうしてよいのかわからなくなる．これは意外に深刻な状況である．外科医の手術はまさにその個人の経験，知識と魂の表現である．自分の信念に基づき戦略と戦術を決めて行うものである．けっしてマニュアルや手先の器用，不器用だけで決まるものではない．宮本武蔵の言葉に，「打ち込む態勢をつくるのが先，剣はそれに従うものだ」という趣旨のものがある．手術も同じである．もちろん，剣の鍛錬は行っていることが前提ではある．

　当時，埼玉県立がんセンター胸部外科の科長であった浦本秀隆氏と手術手技の話をしていて，「一緒に本を書きませんか」と持ちかけられた．内容を詳細に聞くと，巷に溢れているただの教科書みたいな本ではなく，上記のような若手医師のためになるような本を書きたいということだった．診療・手

術を中心とした内容で，医師にとって重要なことはもちろん，基本的過ぎて成書にさえ載っていないような技術，さらには意外にベテラン医師でも十分な知識をもっていないと思われることを本にしたいということであった．私は現在の病院に赴任したのが39歳で，40歳で科長になり，ちょうど責任者10年という節目の年でもあり，まだまだ未熟，修行の身ではありながらも，協力させてもらうことにした．

　この本はそもそも教科書ではなく，著者らの考えや知識が一方的に記されている部分がある，ある意味では傲慢な本であるため，当然，異なる意見や反対意見もあるだろう．しかし，それは自然なことだ．だからこそ面白い．この本は若手医師が絶対に知らねばならない基礎的事項のほか，失敗経験や，苦労して得た知識や手技も記載した．なかには個人的に，海外を含め親しい医師に教えていただいたことも含まれている．外科医が執刀医として独り立ちし，自分で責任をもって患者の病気と一緒に闘うためには，論文や学会などで幅広くさまざまな意見を取り入れ，自分なりに咀嚼し，考え，吸収（時には破棄）する態度が必要である．もっとも悪いのは，自分のこれまで行ってきたことや上司から得た知識だけが正しいと思いこみ，自分では考えず，勉強せず，そして何よりも自分自身で行いもせずに，他人の意見や手技を頭から信じたり，すべてを排斥することにある．

　多くの医師にこの本を読んでいただいて，何か少しでも診療に役立てられることや感じられることがあれば，このうえない幸せである．

　　2017年5月

　　　　　　　　　　　　　　　　　　　　　　　　常塚　宣男

目　次

裏ワザ 01

肋間動脈は下縁だけ？

POINT

✔ 肋間の血管は肋骨上縁と下縁に存在する.
✔ 肋間の神経も肋骨上縁と下縁に存在する.

▶ 肋間の血管は？

　医学部の学生に，「肋間の血管はどこにあるでしょう？」と聞くと，ほぼ全員，自信満々に，「肋骨下縁です」と答える. もっといえば，「何を今さら，こんな簡単なことを聞くの？」という態度である.「教科書にもそう書いてあるでしょう」という感じである. 同じことを研修医や後期研修医（いわゆる専門修練医）に聞いても，同じような反応である.「だって研修医用の成書にもそう記載されているでしょう，先生は若いときに勉強しなかったんですか？」みたいな雰囲気すらある. しかし，呼吸器外科専門医クラスに聞くと，「うん？ 何かおかしい？ こんな簡単なことを聞かれるわけない」とさすがに大人の鋭い勘を働かせて，「肋骨下縁ではダメなんですか？」と不安げに答える. でも正確な答えはたいてい引き出せない.

　しかし，図を見たら一目瞭然. 肋間の血管は肋骨上縁（とくに前方）と下縁である. 国家試験で出される肋間動脈本体はたしかに肋骨下縁に存在する. しかし，側副枝の血管が肋骨上縁をしっかりと走行しているのである. 側副枝だから本体よりはたしかに細い. しかし，血管は通っている. このことはそれなりの呼吸器外科医であれば知っている. というのも，肋骨の上縁で肋間筋を切離しているのに出血した経験がない呼吸器外科医は，たぶんいないからである. 最近は胸腔鏡の開発が進んでいるので，胸腔内からも観察してみたらいいかもしれない. ちなみに，肋間動脈は大動脈から分岐するが，第1と第2の肋間動脈は鎖骨下動脈の最上肋間動脈から分岐する. なぜ，こんなことをわざわざ記載するかというと，以下の理由である.

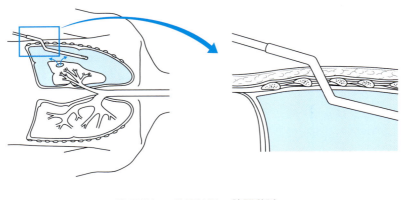

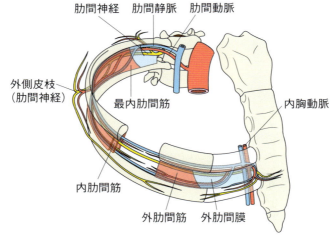

肋間神経　肋間静脈　肋間動脈

外側皮枝
（肋間神経）

最内肋間筋

内胸動脈

内肋間筋

外肋間筋　外肋間膜

こんな患者さんが来ました

　たとえば，気胸の患者さんが来院した．かなり肺が虚脱している．さあ，胸腔ドレーン挿入の適応である．かなり肺が虚脱していることもあり，胸腔ドレーン挿入時の肺損傷の危険性はきわめて少ない．このような状況であれば，通常は指導者の管理下において，比較的若い医師が十分患者さんに説明し，同意を得て，胸腔ドレーンを挿入すると思う．消毒をして，局所麻酔をして，皮膚をメスで少しだけ切開する．ここまではOKである．

　そこから，たとえばペアン鉗子で肋間筋を分けて，胸腔内に到達する．こ

の操作のときに，前述の肋間の血管は下縁以外に存在しないというかたくな
なまでの誤ったイメージのためか，肋骨の上縁を何度も鈍的に鉗子で確認す
る．肋骨上縁を過度に確かめて，しつこいくらいに沿って，もっといえば，
肋骨上縁をむき出しにする感じで剥離している．なんということだろう．こ
れは4つの意味でよくない．

4つの危険

　第1に，先ほど述べたように肋骨の上縁にも肋間の血管は少なからず存在
する．このため，剥離操作によって不要な出血を惹起する可能性がある．し
かも，それはたいてい直視できない．皮膚側ではなく，胸腔側に出血するこ
とがある．したがって，知らないうちに血胸を惹起する危険性がある．

　第2に，再度図をよく見てほしいのであるが，その肋間の上縁の血管に
沿って，実は肋間神経も伴走する．側副枝は肋間動脈，肋間静脈だけでな
く，肋間神経にもある．意外にも，このことは肋間の上縁の血管より，さら
に知る人が少ない．したがって，肋骨上縁をごりごりすると痛い．想像して
ほしい．他人（この場合医師であるあなた）に胸の一部を医療行為とはい
え，ごりごり触れられる．もうこれだけでかなりイヤになる．ましてや病人
である．病気になっただけでいろいろな心配事もある．しかも，若そうな医
師は肋間神経の近傍を痛そうな外科系の器具で剥離しようとしている．変な
音もする．ペアン鉗子は外科医から見たら先が鈍で比較的安全そうな道具だ
が，ドレーンを挿入される側から見たら尖って見えるのは間違いない．さほ
ど痛くなくても，死ぬほど痛いような気がするらしい．とにかくイヤで不快
である．どの患者さんだって1秒でも早く終わってほしいと願っている．

　第3に，肋骨表面には薄い骨膜があり，当然，そこには血流がある．この
ことは呼吸器外科医であれば知っている．骨の表面近くから出血することは
意外に多い．

　第4に，骨表面をむきむきに剥離することはこの骨膜のバリアを壊すので，
骨髄炎などの不要な併発症（とくに高齢者）を少なくとも局所的に引き起こ
す可能性がある．

❯ どうすれば？

　したがって，十分な局所麻酔をして，患者さんに優しく説明しながら，肋間のやや上縁，どちらかというと真ん中あたりの1点に集中して，鉗子で少しだけ肋間筋を剥離して胸腔内に短時間で到達するのがよい．いったん胸腔内に入ったら，壁側胸膜はしっかりと鉗子で開けておくことが大切である．このルートを利用して胸腔ドレーンを抵抗なく，すうっと挿入する．これがもっとも早くて痛くなくて，そして簡単である．トロッカーで胸膜をいきなり，ずぼっと突き破るようなことは原則として，してはならない．

　肋間神経の近傍を損傷していないということは挿入時の疼痛だけではなく，挿入後ドレーン留置の期間の疼痛もきわめて少なくするはずである．したがって離床も進み，肺も空気が漏れた穴さえ小さければ，本来の形に膨張しやすい．少なくとも胸腔ドレーンの挿入部位の疼痛に関する日常生活の制約はない．もっといえば，数年にわたり肋間神経痛は残存することがあるので，とにかく患者さんの体に優しい処置を心がけたい．そのためにも呼吸器外科的解剖を熟知することはとても大切である．

❯ されどドレーン！

　「あの先生に胸腔ドレーンを入れてもらうとまったく痛くない」という噂が広まるのは予想以上に早い．若い先生は点滴と同じように1つひとつの手技に心を込めてもらいたい．患者，家族だけでなく国民全員がそれを強く望んでいる．とにかく，胸腔ドレーンの挿入が早い，つまり短時間で終えるということは，患者さんにとって不安で不快な時間が少ないということである．したがって，患者さんの満足度も高い．胸腔ドレーンの挿入たった1つで，医者への信頼を勝ち取ることができるのである．

　消化器外科では「たかが盲腸，されど盲腸」と若き日に言われたが，呼吸器外科では「たかがドレーン，されどドレーン」である．これから医師はもっとカスタマー戦略，患者さんに優しい医療を日々心がけねばならない．日本にはとても多くの病院があり，どこに行っても原則，医療費は同じである．したがって，患者さんの目線で医療の運営をしている施設が集客と利益

を上げるのは，ある意味当然である．その縮図というべき第一歩が，胸腔ドレーンの挿入かもしれない．

驚きの論文

　偶然にとんでもなく感銘を受ける論文に出合うことがある．なかにはその文面に筆者の執念みたいなものを感じるものもある．そしてその行間に想いを馳せ，そのアイデアと困難に立ち向かう勇気に感服する．このような論文ではインパクトファクターの高さはあまり関係がない．当然だがケースレポートにも秀逸なものがある．貴重な経験を書きとどめる行為は本当に美しいと思う．どのような臨床家でも，目的は目の前の患者は救おうとすることだ．しかし，1人ひとりの経験には限界がある．その経験は手術数にはけっして比例しない．この貴重な経験を自分だけの経験にせず，他の若い医師やさまざまな臨床医と共有できれば（今どきの言葉で言えばshareする），まだ見ぬ将来の多くの患者を救えることになるかもしれない．そういう意志をもち，多くの呼吸器外科医は論文を執筆しているのだろう．このコラムで紹介する論文はその中でも驚きの論文である．実際には原文を読んでほしいが，まずは紹介してみる．

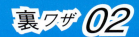

裏ワザ **02**

気管支動脈の走行パターンは理解しているか？

✔ 気管支動脈は先に処理すると楽である．
✔ 気管支動脈の温存を考慮すべき症例が存在する．

🔵 気管支動脈の兵糧攻め

　　リンパ節郭清のときの出血は本当にイヤなものである．リンパ節が割れて，中から出血があふれ，そしてなかなか止まらない．そういうときには悪いことが重なるものであり，周囲の気管支動脈の枝も損傷して，さらなる出血となることを経験していない人はいない．リンパ節郭清の出血のコントロールとして簡単な工夫の1つが，気管支動脈の兵糧攻めである．たとえば，図のように右の気管支動脈の走行は肩（軟骨部と膜様部の境目あたり）に2本と中間気管支管の背面に1本である．したがって，これら気管支動脈の走行を見極めたうえでリンパ節郭清部位の周囲の気管支動脈を事前に処理すれば，基本的に出血しないか，出血したとしても軽度である．解剖学的には，大動脈から分岐する気管支動脈は左2本，右1本のことが多いとされているが，実際にはバリエーションが豊富である．内胸動脈や甲状頸動脈，肋間動脈などからも分岐することもあるし，右と左が合流することもある．当然，その後の末梢の分岐形態はさまざまであり，リンパ節郭清でその分枝を損傷することで，思わぬ大量の出血をきたすことがある．よって，リンパ節郭清における血管の兵糧攻めは出血量を抑える手段として重要である．

　　たとえば，右上葉切除での#11sや12uの郭清では，奇静脈下#10から右主気管支に流入する気管支動脈を切離する．#7からは前述のように右上葉へ気管支動脈が走行しているため，中間気管支管の背面の気管支動脈を残して，それらを切離しておく．また，まれに前方深部から回ってくる枝があることもある．これらを先に処理しておくと，出血のコントロールは楽であり，周囲構造物の認識が良好で手術がスムースに進む．

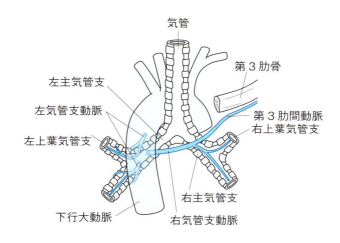

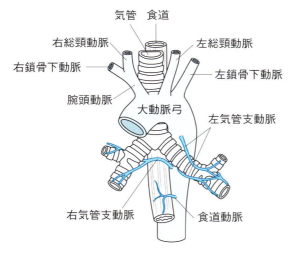

こんなとき，どうする？

　気管支動脈は疾患の有無により，その径が大きく変化する．とくに喀血，慢性気管支炎，気管支拡張症の既往がある場合やヘビースモーカーの場合などは気管支動脈がかなり太く怒張しているので，気管支動脈の兵糧攻めは，より効果的である．気管支動脈への血流が大きい場合，最後に気管支を処理

する通常の手術では，肺動脈，肺静脈を処理した後，比較的長時間気管支動脈の処理をしないと，肺内への血流が大量となり肺うっ血から気道内出血をきたすことがある．

　気管支動脈が比較的太いと判断した際には，麻酔科に吸痰を頻回にしてもらうようにしている．意外にも気道内出血が大量になることもあるので，他肺葉に流れないようにしてもらわねばならない．気管支動脈の分枝の走行はさまざまであるので，中枢の気管支動脈を処理しても，末梢の気管支動脈から出血しないとの思い込みは逆に危険である．これは他の状況でもいえる．ある「はず」，切離した「はず」，ない「はず」などの思い込みほど，手術を危険にさらすものはない．

　このように，気管支動脈兵糧攻めはリンパ節郭清をやりやすくするために有効ではあるのだが，逆に気管支動脈の不必要な血流遮断は断端への血流障害となり，気管支断端瘻を惹起する可能性を高める懸念があることは忘れてはならない．不要な中枢での気管支動脈の切離は慎むべきであるのだが，上葉切除での気管支断端瘻はまれで，それほど気にしなくてもよい．問題は中下葉切除や下葉切除であり，糖尿病やステロイド内服者などのいわゆるハイリスク症例に関しては，気管支動脈をなるべく気管支断端まで温存するよう努力をする（葉気管支リンパ節の郭清から気管支動脈の温存は困難なこともあるが）．術中，胸腔鏡下手術での拡大モニター視であれば，気管支動脈の走行がわかりやすい．3D-angiographyなどで術前確認することも可能であり，それは術中の有力な武器になる．ちなみに，手術ではあまり問題にはならないが，気管支静脈も当然ある．肺外では気管支動脈と同様に気管支に伴走して肺門部を出た後，左側では副半奇静脈，右側では奇静脈から右房に流れる．肺内では肺静脈経由で左房に流れる．

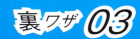

肥骨はどうやって数えるのだろうか？

✓ 肥骨の数え方は大きく8つの方法がある．
✓ 自分で責任をもって肥骨を数える習慣をつける．

肋骨の数え方

　手術の最初にすることはたいてい，肋骨を数えることである．これを間違えると引き続く手術操作に大きく影響する（たとえば，下に開けてしまっての上縦隔の郭清がいかに難しいか，上に開けてしまって舌区が長いV^{4+5}の剥離が急に難易度が増すたびに，反省する）．肋骨の数え方は大きく8つの方法がある．①従来の成書に書かれているように，開胸して第2肋骨の後斜角筋を触り，ここから数える方法，②第2肋骨と第3肋骨の角度（第2肋骨で角度が大きく地面側に落ち込む）を利用する方法，③男性なら乳頭の位置を第4肋骨として数える方法，④胸骨柄と胸骨体の境界に付着する肋骨を第2肋骨として数える方法，⑤背側の第12肋骨を触知してそこから逆算して数える方法，⑥前方の第10肋骨（前方は第11，12肋軟骨がないという仮定のもとに）を触知してそこから逆算して数える方法，⑦胸腔内から数える方法（この場合，最初のポートはどうやって数える？　という問題が残るが），⑧プロジェクションマッピングを応用したリアルタイムナビゲーションシステムで数える方法（この場合は数える必要すらないかもしれない），などがある．

　筆者は上記の⑤の方法で数えることが多い．小さい傷で手術を施行することや気胸の手術などを考慮した場合，①もしくは②は使えない．数人で確認したり，上記のいくつかの方法を組み合わせたりすることが重要かもしれない．さらに，肋間の広さや胸壁の深さを想像しておくことも重要である（ポートの長さや大きさ5 or 10 mmなどのポートの選択もできる）．

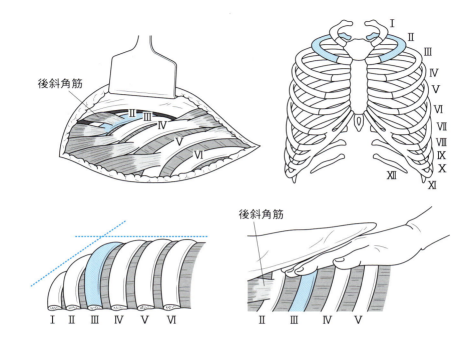

実際には…

　とにかく大切なことは，術者が早めにオペ室に入り，自分で責任をもって肋骨を数えることである．そうすれば，たとえ間違いがあっても，少なくとも後悔はない．この場合も，なぜか間違うことがある．しかし，それでよいのだ．この失敗から十分反省し，教訓を学べば，もう失敗しないからである．ちなみに，胸腔鏡下手術では胸腔鏡で胸腔内から肋骨を数えられるので，間違いは少ない．

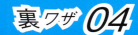

開胸方法は？
肋間神経の扱い，術後疼痛を
無視していないか？

POINT

✔ 開胸術後症候群を意識した開胸法．

✔ 肋間神経障害に対する意識をもつ．

▶ 昔の開胸はこうだった

　呼吸器外科手術における開胸は昔，ほとんどが後側方開胸であった．後側方開胸は視野が抜群によく，術者の両手が胸腔内に入る．究極のスタンダードな開胸である．気管支形成も肺動脈形成も，ストレスなく可能だ．しかし，肋間筋を含め，広背筋や僧帽筋，大菱形筋を切離し，肋骨を離端するので骨性胸壁の破壊から疼痛は大きく，呼吸機能も損なわれる．よって，最近では気管支形成や肺動脈形成術でも，なるべく側方開胸のみで行っている．肋骨を離断するか否かは，肋間の開排をどの程度行うかによる．離断せずに開胸して，視野を十分に確保しようとして開胸器で開排すると，肋間神経が過度に伸展され，挫滅するためである．小開胸で創が小さくても同じことである．いや，逆に小開胸で開胸器をかけて大きく開排するほうが，肋間神経への障害は大きくなる．側方開胸でも前鋸筋や広背筋などは筋肉をなるべく温存するように努めるが，肋間筋だけは切らなければ胸腔内に到達できない（剣状突起下の切開からの経路では必要ないが）．

　肋間筋切離として，昔は開胸の神器があって，ラスパトリウム，エレバトリウム，ドアイアンで肋骨骨膜を剥離し，筋肉を骨膜とともに遊離していた．現在でもこの方法で行っている施設もあるだろう．この方法は肋間筋を切らないで済むすばらしい方法であるが，小児では肋骨骨膜の障害を加えるため，成長の観点から肋骨骨膜を焼却，破壊してはいけない．

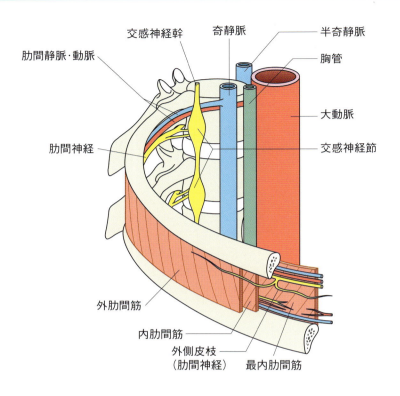

肋間静脈・動脈
交感神経幹
奇静脈
半奇静脈
胸管
大動脈
交感神経節
肋間神経
外肋間筋
内肋間筋
外側皮枝
（肋間神経）
最内肋間筋

現在の開胸法へ

　いつのころからか，電気メスで肋間筋を切って開胸する施設が増えてきた．われわれもそうである．肋間筋は3層あり，外側から外肋間筋，内肋間筋，最内肋間筋とある．肋間筋の切り方はペアンですくって電気メスで切ったり，直接電気メスで切ったりする．筆者は肋骨上縁で直接切離する．外肋間筋の筋線維は上後方から下前方に斜めに走っているため，電気メスで後方から前方に切っていく方法が美しく切れる．前方から後方に切ると筋肉がぼさぼさになり，美しくない．逆に内肋間筋，最内肋間筋は外肋間筋とは走行が逆で下後方から上前方に斜めに走っているので，電気メスの動かし方は逆のほうがよいのだが，薄いのでそのまま切離することもある．肋間神経や肋間動静脈は内肋間筋と最内肋間筋の間を走行しており，肋間神経は肋間動静

脈の下方に位置するため，大開胸，つまり肋骨を切断して開胸器で大きく開排すればするほど，肋間神経が極度に圧排，圧潰されて術後激痛が生じる．

▶ 開胸術後疼痛症候群を引き起こさないためには

　疼痛が慢性化すると開胸術後疼痛症候群（post-thoracotomy pain syndrome：PTPS）と呼ばれるが，これは主に肋間神経の切離や挫滅から生じるといわれている．一般に，胸腔鏡下手術はポートによる肋間神経の圧挫で急性期の痛みはあるのだが，開胸に比較すると痛みははるかに小さくて改善も早く，PTPSも少ない．疼痛が肋間神経由来であるという理由は，2 mmや3 mmポートでは急性期疼痛もPTPSもないことからもわかる．大開胸，大開排の場合に限ってではあるが，われわれは肋骨を切離した場所で肋間開排前に形成剪刀を使って肋間神経を切断している．肋間動静脈は切断しない．肋間神経を切離すると，急性期疼痛は本当に小さくなり，まったく痛みを感じないという患者もいる．疼痛の個人差や定量的評価の困難さはあるものの，重篤なPTPSも少ない．正常な状況で神経を鋭的に切離するのと，圧潰した神経を残したり，大開排した後に神経が伸延した状況で切離したり，鈍的に切断したりするのとでは，後者のほうがPTPSを生じやすいと推測される．どうせ切らねばならない神経なら，最初に切っておくべきかもしれない．外科医はやはり，患者のQOLについても可能な限り気をつける手術を行いたい．

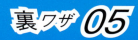

心臓血管外科の知識は呼吸器外科にも必要だ

POINT

✔ 大脳動脈輪（cerebral arterial circle，Willis動脈輪）とAdamkiewicz動脈の重要性．

✔ 血管再建が必要な手術では，綿密な手術計画なくしては大きな合併症を引き起こす．

呼吸器外科医にはどんな心臓血管外科の知識が必要か？

　呼吸器外科医に心臓血管外科の知識は必須である．血管形成手技だけでなく，大血管切除，再建などでマネージメントしなければいけないからだ．絶対に外せないのが大脳動脈輪（cerebral arterial circle，Willis動脈輪）とAdamkiewicz動脈である．

Willis動脈輪とは？

　縦隔腫瘍やPancoast腫瘍で，鎖骨下動脈や総頸動脈に浸潤が疑われる場合，大脳動脈輪の形成状態を調べておく必要がある．脳は4本の大きな動脈によって給血されている．すなわち，2本の内頸動脈（前方循環用）と2本の椎骨動脈（後方循環用）である．大脳動脈輪は内頸動脈と椎骨動脈の枝が連絡して形成された輪状ないし六角形の動脈吻合である．総頸動脈をクランプしなければならない状況では，総頸動脈への血流，すなわち末梢での内頸動脈への血流が途絶えるため，対側の内頸動脈→前大脳動脈→全交通動脈経由での血流，つまり対側からの脳還流でクランプ側の血流が維持されないと脳虚血から麻痺の危険性が生じる．クランプしていない状況では左右の血流交換は通常行われない．血圧がほぼ等しいからだ．しかし，大脳動脈輪が未発達や閉塞している場合（モヤモヤ病）や動脈輪が細い場合，脳動脈瘤や脳梗塞（90％が内頸動脈の分布域に起こる）などがある場合だと，一側の総頸

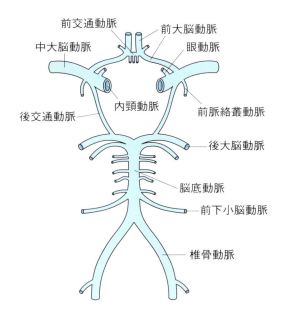

動脈のクランプが大事故になってしまう．術前の画像診断で対側還流の確認
（cross circulation）と頸動脈の狭窄などの有無を確認しないといけない．
Cross circulationがありそうだと思っても，総頸動脈のクランプでアテロー
ムが剥がれ，脳梗塞を引き起こす可能性もある．いずれにしても，術前脳外
科依頼と，術中脳酸素モニタリング（Invos®など）が必要となる．

▶ Adamkiewicz動脈とは？

　次にAdamkiewicz動脈である．アダムキービッツやアダムキュービッツ
と呼ばれるが，正式には大前根髄質動脈（great anterior radiculomedullary
artery）のことである．この血管を発見したポーランドのAlbert Wojciech
Adamkiewiczに由来する．起始部は肋間動脈背枝であり，通常Th9以下と
されているが，Th7くらいにあった症例も見受けられるため，注意が必要だ．
この動脈は腰髄および仙髄の単独の供給動脈のこともあり，血流低下により
脊髄の下2/3〜1/2の不全麻痺を引き起こす．通常の呼吸器外科での開胸で

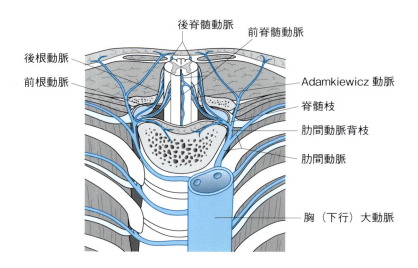

後脊髄動脈　前脊髄動脈
後根動脈
前根動脈
Adamkiewicz 動脈
脊髄枝
肋間動脈背枝
肋間動脈
胸（下行）大動脈

は，肋間動脈は背枝を出した後の血管を扱うため問題ないのだが，大動脈合
併切除のときの大動脈クランプでは完全に血流がなくなるため，クランプを
この動脈の位置よりも中枢にかけるか，肋間動脈の形成が必要となる．これ
はクランプでなくとも大動脈ステントでも同じことである．しかし，この血
管はなかなか画像診断の描出が難しいようである．造影MRIや造影CTなど
でも明確にはわからないこともある．大動脈浸潤肺癌は予後が悪い．また，
この部位の癌では食道壁への浸潤の可能性もあり，QOLを重視した手術の
綿密な計画が必要である．

文　献

1）Ohtsubo S, et al：Selective perfusion of preoperatively identified artery of
Adamkiewicz during repair of thoracoabdominal aortic aneurysm. J Thorac Cardiovasc
Surg **127**: 272-274, 2004
2）Kawaharada N, et al：Magnetic resonance angiographic localization of the artery of
Adamkiewicz for spinal cord blood supply. Ann Thorac Surg **78**: 846-851, 2004

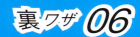

消毒について考えたことはあるか？

✔ 消毒の意義と罪.
✔ ポビドンヨード液（イソジン）の使い方を意識する.

▶ ポビドンヨード液の信仰医になるな

　ポビドンヨード液（povidone iodine，イソジン）信仰医という化石のような人が今でもいる．昔は本当に多かった．肺葉切除で気管支を切った後，断端に必ずイソジンを塗っていた．なぜか，気管支断端瘻が多く併発した．また，気管切開の周囲に必ず毎日一度はイソジンを塗っていた．なぜか，切開孔が広がった．いや，ガーゼ交換と称して，毎朝，術後創部やドレーン部にイソジンを塗って満足していた．なぜか，創部がなかなか治癒しない．膿胸になればイソジンを溶かした水を胸腔内に入れ，開窓術の創縁にもイソジ

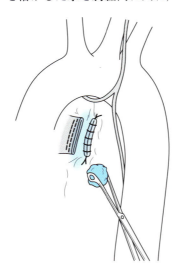

ンを塗りたくっていた．なぜか，肉芽形成が進まない．思い当たる節はない
だろうか？ 何も考えず，こうすることが正しいという先人の教えに従った
結果である．

➤ ポビドンヨード液の罪は何なのか？

　今ではそのイソジンが皮膚炎を誘発し，潰瘍を引き起こし，創傷治癒を障
害するものだということが常識化してきた．昔の気管支断端瘻の原因の何割
かはイソジンだったのではと思うことすらある（当然，それだけの原因では
ないだろうが）．皮膚潰瘍にイソジンを毎日塗って皮膚潰瘍を大きくするの
に精を出していた医者も，今はさすがにそんなことはしていないだろう．イ
ソジンで手も洗わなくなったし，病棟ではスティックタイプのもの以外は見
ることもなくなった．しかし，依然として現在も手術前の患者の皮膚消毒に
は使用している．患者は術前風呂に入り，皮膚は比較的きれいである．しか
し，皮膚には常在菌がいるし，何か別の菌がいるかもしれないので，イソジ
ンで細菌をリセットしてしまおうという理由だろう．しかし，手術部位にお
ける術前皮膚消毒薬の感染リスクに対する効果を，消毒方法に特定した方法
によって適切に管理比較評価した研究は，実はいまだない．しかし安い薬だ
し，そんなに面倒でもないから塗っておいても問題はないのだが（術前の儀
式のように），切開創周囲だけに塗るとか，ドレープだけでもいいんじゃな
いかと常々思う．しかも，イソジンよりもクロルヘキシジン（ヒビテン）の
ほうが皮膚の細菌を減少させ，単回使用後の残存効果も優れているとする比
較研究があるので，イソジンはもういらないんじゃないかと思うのだが，や
はり色のついたイソジンは効果がありそうに思わせる力をもつ．近所の私立
病院ではイソジンとヒビテンを同時に使っている．

➤ SSI起因菌は消毒でなくなるだろうか？

　胸部手術の手術部位感染（surgical site infection：SSI）の起因菌は黄色ブ
ドウ球菌，コアグラーゼ陰性ブドウ球菌，グラム陰性桿菌，肺炎球菌などが
多い．皮膚常在菌が感染源となっているのは確かだが，皮膚の常在菌を完全

に殺すことはできない．時間とともに常在菌は繁殖する．皮膚の消毒より，やはり宿主免疫や創の状態，術中抗生剤，栄養が重要ではないのだろうか？

▶ イソジンは手術でどのように使っているだろうか？

　イソジンを塗りたくってべちゃべちゃにして，乾燥もさせずにドレープを貼って，電気メスの対極板を貼るところまでイソジンで濡らす医者がいる．イソジンの殺菌作用はイソジン水溶液から遊離するヨウ素がもつ酸化作用によるもので，乾燥させてヨウ素の濃度を高めないと殺菌力が低下する．乾燥させないと含有しているエタノールが蒸気で拡散して，電気メスを使ったら引火する危険性がある．また，イソジンは電気的絶縁性をもっているので，対極板と皮膚の間には入れてはいけない．よって，皮膚消毒でこのような知識すらない医者というのは手術以前の問題である．イソジンが乾くまで待ってからドレープを貼ることができないなら，べちゃべちゃに塗らなければよいことだし，塗っても余分なイソジンはガーゼで拭き取ればよい．

文献

1) Darouiche RO, et al：Chlorhexidine-Alcohol versus Povidone-Iodine for Surgical-Site Antisepsis. N Engl J Med **362**: 18-26, 2010

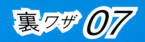

持針器と糸と針のこだわりがあるか？

✓ 持針器の種類と縫合糸の種類．
✓ 吸収糸，非吸収糸を使う意義を考える．

侍には刀，外科医には手術器具である

　　侍の道具のイメージが刀であるならば，外科医の道具のイメージはメスだろうか．どちらかというと，メスよりも手術用の縫合糸と持針器が侍の刀に相当すると思われる．侍の太刀なのか，脇差しなのか，短刀なのか，はたまた薙刀なのかという選択は，外科医のどのような糸を使って，どのような持針器を使うのかという選択に相当する．

縫合糸をいかに選ぶか？

　　縫合糸には，吸収糸なのか非吸収糸なのか，また編糸なのかモノフィラメントなのか，さらには天然素材なのか合成素材なのかという分類がある．

　　絹糸を代表とする天然糸は合成糸よりも弱く，組織反応が強い．主な合成吸収糸は加水分解により糸が消失する．これは早く糸を吸収してほしい消化器手術や尿路手術での適応が高い．逆に非吸収性の糸は，なくならなくてもよい場所に使う．編糸にはモノフィラメントよりも細菌が宿りやすく，感染しやすいという欠点もある．よって筆者は，気管支形成にはもっぱらモノフィラメント，針はRB-1を使用する．溶ける必要性はあまりないので，吸収性か非吸収性かはあまり問題にならないことが多い．肺を縫合するときはどうだろうか？肺漏に対し，筆者は4-0もしくは5-0のProleneを用いている．針はいずれもSH-1である．吸収糸にしないのは溶ける必要性を感じないからだ（まあ溶けてもよいが）．吸収糸は体内では約60日で強度がない状態となる．完全吸収には約7ヵ月かかる．バイクリルラピッドやモノクリル

は約2週間で吸収される．肺漏で吸収糸を使用しないのは，60日で糸の強度がなくなると再開通しないであろうか？ という疑問があるからである．感染する確率がきわめて低いのなら，半永久的に溶けない糸で安心したい．ちなみに糸のサイズ（USP規格）は12-0から10号まであるが，新人看護師に「1-0バイクリルちょうだい」と言うと，「1-0バイクリルはありません．0号ならあります」と答える人がいる．当然だが，1-0バイクリルと0バイクリルは同じことだ．ついでに，2-0とは00のこと，3-0とは000のこと，X-0とは0がX個のサイズのことである．髪の毛は7-0くらいであることを覚えておけば，意外に看護師に感心される．

縫合針は何を使うか？

縫合針の構造は知っているだろうか．針先とボディとスウェッジから構成される．それぞれに形がある．スウェッジとは，いわゆる糸との接合部であり，角針（逆三角針）では弾機針といって，針に糸をかける接合部である．通常よく使うのは針と糸が一体化したアトラウマティック糸である．これは針の太さと糸の太さを近くして，組織に障害が起こらないようにしている．針の湾曲は強弯（1/2），弱弯（3/8），強々弯（5/8），弱々弯（1/4）とあるが，通常は強弯を使う．弱弯はBV-1などだが，呼吸器外科では通常は使用しない．針を持針器で持つ場合，通常は針先から3/4のところで持つと習うと思う．しかし，組織が厚い場合や血管形成などで，正確なポイントを得たい場合などは1/2の場所で持つ．針は極力，手で持たない．攝子を使って持針器で把持するよう心がける．針を組織に通した後，その直後に次の縫合のため持針器で針を把持する．手で針を持つのは何よりも危険だし，格好悪い．

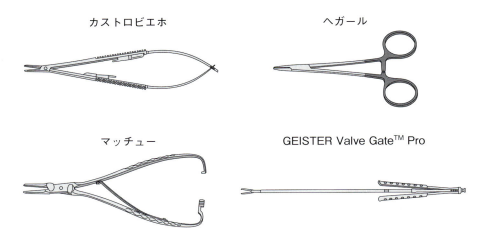

カストロビエホ

ヘガール

マッチュー

GEISTER Valve Gate™ Pro

持針器選択は何で決まるのか？

　持針器（英語Needle Holder，ドイツ語Nadelhalter）を受針器と呼ぶベテランがいる．受信機＝受針器と間違えており，受信機は電話である．持針器はさまざまなものがあるが，呼吸器外科では大きく分けてマッチュー，ヘガール，カストロビエホを使用する（他にも種類，さまざまな名前がある）．これらの違いは，形態もそうだが，それぞれに把持できる針の大きさが決まっていることである．カストロビエホで持てるのは5-0以下である．逆にマッチューは0以上だ．持針器には先端内面にダイヤモンドチップがついている．このチップの細かさで把持できる針の大きさが決まっているわけだ．マッチューは目が粗く，先端も大きいので細い針を持てない．カストロビエホは主に血管に使用するが，鉛筆のように持てるため，腋が閉まってブレが少なくなる．ちなみに，筆者は胸腔鏡下手術のときはGEISTER社のValve Gate™ Proを持針器として使用している．操作性はきわめてよい．

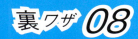

糸結びは意識して行っているだろうか？

✔ 糸結びでは何が重要なのだろうか.
✔ 両手結びと片手結びのアクションがどのような結びになるかを確認する.

▶ 本当の糸結びができるだろうか？

　呼吸器外科に限らず，外科医は手術の基本手技が可能になって初めて手術ができる．研修医に絶対に修得してもらいたいポイントがいくつかある．第1には糸結びである．「糸結びは毎日1,000回練習しなさい．右も1,000回，左も1,000回だ！」とオーベンに言われ，せっせと練習する姿は微笑ましいものだ．研修医の椅子は糸で華やかになっている．

▶ 糸結びで大切なのは何か？

　糸結びで大切なのは何だろうか．結ぶスピードだろうか？ 結び方やアクションだろうか？ 基本的に，もっとも重要なのは緩まないで結ぶということ．これは簡単なようで難しい．結び方は両手結び，片手結びなどがあるが，研修医はセカンドアクションのときにファーストアクションした糸が緩む．糸を上に引っ張ってしまっているからだ．ポイントは結び目を引っ張ることなしに1点で動かさないように結紮する技術である．結紮時に結び目がゆらゆら動いていては，皮膚はなんとなく結べるが，血管などでは大きな事故につながる．意識してノットをピクリとも動かさないように結紮する技術が必要だ．ガーゼでは簡単であり，パイプや鉛筆などの硬い棒にこれができれば合格である．第2には両手結び，片手結びの結び目の方向を知っているかということ．通常の両手結びでは，ファーストアクションとセカンドアクションは同じように結ばれる．これを女結びという．サードアクションは，ファーストアクションとセカンドアクションとは逆で，逆に結ぶのを男結び

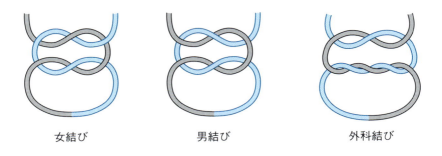

女結び　　　　　　　　男結び　　　　　　　外科結び

という. 女結びは解けやすいが, じわじわと締めていける. 逆に男結びは
ロックがかかってしまう. ここまでは誰でも知っている. では片手結びはど
うだろうか. 大切なのは片手結びと両手結びとの関係である. 右手を利き手
と考えると, 左手で糸を牽引して右手で行う片手結びと同じアクションであ
るファースト, セカンドは結びの方向は, 両手のファースト, セカンドと同
じである. もちろん左手は逆. 右手でのサードも逆. だから両手結びと片手
結びを混在した結びをしてもよい. たとえば, 両手でファーストして, 片手
でファーストして, 片手でサードしてもよい. 左手が利き手なら完全に逆に
なる. 要は女結びした後に男結びをすることを考えて結ぶことである. 外科
結紮の後は男結び, つまり計3回結ばないと糸が緩む. しかし, 単結紮の後,
外科結紮をすると緩みにくくなる.

緊張のかかるものの結び方はどうするか？

　　開胸手術でも胸腔鏡下手術でも, 両手結びすることはほとんどなくなったが,
今でも緊張のかかる胸骨閉鎖時のファーストは両手結びである. 左右の糸が
180°になるよう牽引して, 右手の糸を左手の糸へ近づけ, ノットを端に寄せ,
ロックをかける. そして, セカンド以降は片手結びをする. 片手結びでは絶対
に左手の牽引する糸を動かさないことが重要で, 右の糸を緊張させたまま, 左
の糸に絡ませるように行う. 片手のサードも右手のみ（第2指を使う方法）で行
う. 両手を動かすと糸が緩みやすいからである. 気管支形成のときの結紮も原
理は同じである. つまり, 糸結びを見るだけで外科医の実力がわかる. 胸骨の
緊張が強いときはワイヤーや胸骨閉鎖器を使う方法のほうが無理なく閉鎖可
能である.

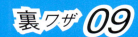

連続縫合の最後の結紮の極意

POINT

✓ 連続縫合の最後の糸が短い場合の対処.
✓ ループに仮糸を入れるテクニックを覚える.

▶ 目からウロコの結紮術

　これは余談的結紮法の極意である．ドイツ留学時に教えてもらった方法である．知らなくてもよいが，知っておいたら格好よい．今まで若い医師に教えて，感動しなかった者はいない．

　皮下や筋組織などを針つきの縫合糸で連続して over & over で縫っていくと，糸の残りが少なくなって最後に結ぶことができなくなることがある．縫ってきた糸の残りがあまりに短くなるのに気づくのが遅いと，一心不乱に気分よく縫ってきたのに，「しまった，早めに新しい針糸に変えればよかった」と後悔してしまう．普通1本の糸で縫合を完結するには最後に残った糸部分と，その直前に縫った，緩ませたループの糸とを結紮すればよいのだが，ループの糸も短いし，最後に残った糸も短い場合，手で結ぶことはもちろん，器械結びもできない．このようなときは仕方がないからもう1本新たな糸を結節でかけて，結紮し，その長い糸の1本と縫ってきた短い残りの糸とを結紮するのが普通である．それがしたくない場合は，ペアンで糸断端（針のついている糸）をつまんで，糸＋ペアンとループの糸とを器械結びする．しかし，この方法では器械結びするのに持針器に糸を1回転巻きつけねばならないから，それなりに糸の長さがいる．持針器に糸を巻きつけている間にループの糸が引っ張られて短くなり，つかむ糸がなくなるパターンである．もうこうなると，最初から新しい糸をかければよかったと自己嫌悪に陥ってしまう．

こんな短い糸をどうやって手で結ぶのか？

　しかし，こうならないよい方法がある．ループ部分が1 cm，残りの糸部分が1 cmでも結紮できる方法である．それは，絹糸でもナイロン糸でもなんでもよいから，長めの糸をループの糸に通す方法である．そしてそのループ糸を引っかけて長くなった糸（引っかけているので2本の糸）と最後の糸を結紮すればよい．器械結びの場合は引っかけた糸を持針器に巻きつけ，最後の断端糸（針）をつかむ．最後の糸が短い場合はペアンにでもつまんでおいて，器械結びしている持針器に渡せば抜けることはない．ループの糸の根元で結紮されるので通した糸はループから抜けば回収される．最後の糸が7，8 cmくらいあれば手での通常の片手結びも可能である．このとき注意しないといけないのは，ちゃんと通した糸を引っ張ってループ部分を5 mm程度でよいので浮かすことである．ここが浮いていないと，結紮したときに通した糸が結紮に巻き込まれてしまうので，美しくない．もちろん，絶対に巻き込まれたままで糸を切ってはいけないことはないのだが．

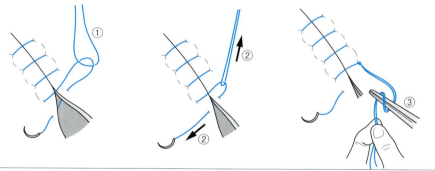

①糸をループに通す．
②縫合針および通した糸を牽引する．
③通した糸を使って結紮．

裏ワザ **10**

止血の基礎に習熟しているか？

POINT

✔ 縫合止血の基礎．
✔ 1針縫ったら牽引，牽引緩めずもう1針．

出血したらどうするか？ 電気メスでダメなら

　肺動脈からの出血の対処は別項に書いた（裏ワザ40）．それ以外の止血，つまり，肺から出血，切除側の気管支動脈や肺静脈からの出血の対処，テクニックをもっているだろうか．これは本当に基礎中の基礎なのでこんなことを書くのははばかられるのだが，大切なことなので書こうと思う．

　出血に対し，圧迫を行っても止血できないとき，どのようにして止血しているだろうか．電気メスでやみくもに組織を焼いていないだろうか？ 最近ではソフト凝固という優れたデバイスがあるので，じっくり焼けばいろいろな出血が止血できる．後出血も予防できる．しかし，出血の流量が多くてどうしても止まらないものもある．流量の多い出血に対するソフト凝固での止血はなかなか困難である．まず，鉗子や攝子でつまんで電気メスを通電させて凝固する方法を行う．それでも止まらない出血もある．こういう出血に電気メスを持続して使っても，組織が炭化するだけで止血は成功しない．見た目も真っ黒になり，リンパ節なのか焼いた跡なのか分からなくなることもある．

縫合止血の重要性

　こういう場合は縫合しかない．縫合に勝る止血はない．これは開胸手術であろうと胸腔鏡下手術であろうと同じである．止血のための縫合は，基本はＺ縫合である．Ｚ縫合なんて簡単だと思っているかもしれないが，意外にできない人が多い．若い医者をウエットラボなどで指導しているとよく気づく．これは本当に基礎中の基礎だから絶対に忘れてはならない．

かけた糸の牽引を癖にすべし

　まず行うのは，出血点を確認して（1点を確認できないこともあるので，ここら辺だと思うところに）1針糸をかけること（アトラウマティックな糸，モノフィラメントが基本）．そして必ず，そのかけた折り返しの針側の糸と末端側の糸との2本を左手で牽引する．この牽引がきわめて大切である．この牽引で出血量が減少した感じがあれば成功に近い．出血点とまったく離れたところにかけていると出血の流量は変わらない．2本の糸を牽引したまま（けっして糸を緩めてはいけない），さらに追い打ちで1針，まだ出血している部分に右手で糸をかける．開胸では牽引している左手を組織の近くに移動すれば，もう1針連続でかけるための糸（針側の糸）の長さを確保できるが，胸腔鏡下手術では1針かけたときに持針器についている針側の糸を長くしておいて左手で両糸を牽引しないと，次の縫合に移行できない．胸腔外で糸を把持しているため，組織の近くで糸を持つことができないからだ．胸腔内結紮の場合は針をかけた後，すばやく折り返しの糸とともに2本の糸をZ左攝子で把持する．縫合で止血できないときはさらに同じ操作を行えばよい．糸を緩ませたままZ縫合を行っている人をよく見るが，これでは2針糸をかけている間，出血が持続していることになる．必ず，1針かけたら緊張をかけて次の操作に移らねばならない．1針で完全に止血できることもあるので，その止血の速さは2倍速くなるわけだ．糸をしっかり牽引してZ縫合を行う技術を身につけねばならない．

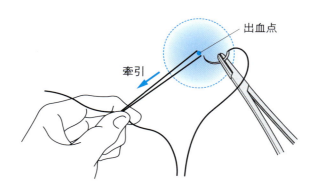

出血点

牽引

小さい腫瘍は張り紙作戦

POINT

✔ 小さい腫瘍を同定するにはいくつかの方法がある．
✔ 手術前から，もう手術は始まっている．

▶ 小さい腫瘍

　　最近の肺の腫瘍は20年前のころに比べれば，とても小さい．画像診断が格段に進歩したことと，ITの発達で国民の健康意識が格段に高まったことも一因と思われる．それはそれでよい．しかし，実は外科医は苦労している．CTで見つかっても，術中触れない恐れがあるためだ．そのために，CTガイドマーキング，バリウムマーキング，バーチャル気管支鏡ナビゲーションを利用した術前気管支鏡下マーキング，術中エコー，術中CTなどの方法があり，それなりに一長一短がある．そこで決め手となるのは，要するに位置関係の把握と思う．慣れない術者であれば10分触っても見つからない．

▶ 単なる張り紙

　　それでも大丈夫．本来，触知可能な腫瘍であれば，たいてい簡単に見つける方法がある．単なる張り紙である．具体的には矢状断（水平断ではないのがポイント）のCTで葉間からX cm，横隔面からY cmみたいに記入してモニターの下あたりにセロハンテープで貼るだけである．普通はこれで安心．念には念を入れて，奇静脈の高さ，上肺静脈の上縁，肋間，椎体からの距離なども記載することもある．そうすると，なぜか術中すぐに見つかる．少し不安な場合はサージカルマーカーで肺表面にマーキング（ただマークするだけ）をして（絶対この中にあるはずだと思われる箇所の範囲），その範囲の中で探せば，なお確実である．こんなに安上がりで簡単ことは誰でもやっていると思っていたら，意外とやられていないようなので記載した．さらに体

表面にマジックで書いておくと，たとえ肺が虚脱しても，おおよその場所がわかるので効果的である．ただし，S6の過分葉を上下葉間と間違うことがあるので，注意も必要である．なお，この方法は触知可能な腫瘍にしか使えない．ここで筆者が言いたいことは手術前から，もう手術は始まっているということだ．最後にイチローの名言を置いておく．「"準備"というのは，言い訳の材料となり得る物を排除していく，そのために考え得るすべてのことをこなしていく」(Sports Graphic Number 541号，文藝春秋，2002)．

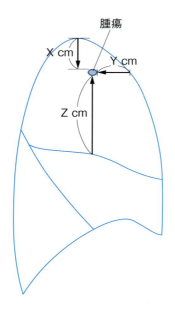

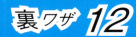

気胸のオペ室では煙突？

POINT

✓ 気胸の手術直前のドレーン管理には，いくつかの方法がある．
✓ もっとも安全な方法がよいに決まっている．

▶ 手術直前のドレーン管理

　気胸は外科の病気だと思う．それは手術で再発率をかなり下げられるからだ．その絶対的な手術適応に遷延するエアーリークがある．この場合，実際の手術室ではどのように管理されているだろうか？ここで議論するのは病棟から手術室に入って，手術するまでのやり方である．

▶ 3通りのやり方

　おそらく次の3通りのやり方がある．①体位を側臥位にし，胸腔ドレーンを抜去して，消毒する．この場合は麻酔科医に，抜去前に片肺換気にしてもらう．②術者や助手が手洗いして，ドレープをかける直前に①の方法をとる．③挿入されている胸腔ドレーンを少し抜き，よく消毒する．胸腔外の途中で清潔なはさみで切断し，少し抜いて，手洗いに行く方法である．手慣れた麻酔科医がいるところは①でよいかもしれない．たしかに消毒はしやすい．しかし，気道の状態によって，チューブのずれは起きうるし，そうなると術側の肺が換気されることとなる．②の方法はこの危険性をやや低下させた方法といえる．

▶ ご安全に

　しかし，もっとも安全なのは③ではなかろうか．本来，気胸は良性疾患である．最悪の事態は緊張性気胸によるバイタルの不安定化である．良性疾患

であるがゆえ，術中の不要なトラブルはより避けたい．片肺換気のつもりでいても，両肺になっているということは呼吸器外科医なら経験がない人はいないであろう．遷延するエアーリークで手術適応になっているのであれば，換気ごとに術側の肺が換気され（たとえ片肺換気でも両肺になって患側に漏れている場合は），この場合，空気を逃がす胸腔ドレーンがなければ，緊張性気胸になりうる．強い圧がかかれば，皮下トンネルを通じて胸腔ドレーン挿入部が開き，脱気されるから大丈夫という考えは楽観的である．患者を危険にさらす必要もない．この③の方法は，胸腔ドレーンがなんとなく胸壁に突き出したような感じになることから，「煙突法」と勝手に呼んでいた．遷延するエアーリークの肺は高齢者の気腫性肺，いわゆるCOPDで，そもそも肺機能がきわめて不良で片肺換気で維持できないことが多い．

　緊張性気胸くらい恐ろしいものはない．さらに時々，学会で聞いて肝を潰すのは，陽圧換気による対側（健側）の術中気胸によって生じる換気不全である．この可能性を考えて，筆者は体側のマジックによる記載（ドレーンを緊急的に挿入するかもしれない箇所）と消毒をしている．また，消毒直前に抜去する選択も執刀までの時間が怖い（最近では医療安全の面からタイムアウトが重視され，これが逆にこのような場面や，全身麻酔の時間を少しでも減らしたいときには「新たな合併症」を生むのではないかとさえ思う）．なにより，危険な状態で患者さんのそばを離れて，手洗いに行きたくない．したがって煙突法を採用している．これ以上に安全な方法があるであろうか？

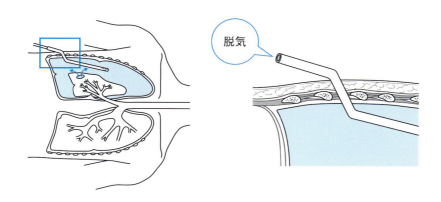

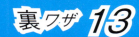

腹部の手術歴は
呼吸器外科にとって重要？

POINT

✔ 腹部の手術歴をもつ患者さんは気をつけたほうがよい.
✔ 誤飲しやすく，いざというときには大網が使えない.

▶ 腹部の手術歴

　腹部の手術歴をもつ患者さんは意外と多い．その一方で，腹部の手術歴にこだわる呼吸器外科医はかなり少ないと思う．しかし，このポイントを押さえておくことは以下の2点から肝要と思う．

▶ 誤　飲

　1つは誤飲の問題である．通常の胸部の手術の場合は翌朝から朝飯をとる（縮小手術や胸腔鏡下手術であれば，手術日当日の夕方という施設もあるだろうが）．たいてい，問題はない．通常のリンパ節郭清であれば反回神経麻痺もないし，手術時間も長くないし，まず問題はない．しかし，最近では高齢者の方が多く，また全身麻酔の影響のためか，まれにごく軽度の誤飲をすることがある．したがって，従来の術後管理のように腸蠕動の動きを聴診で確認し，排ガスを本人に聞き，そして腹部の手術歴をもつ場合は，X線でイレウスがまったくないことを確認して食事を始めるほうが無難である（最近は聴診器を持たずに病棟で仕事しているふりをしている外科医がとても多い．たいてい，こういう医師は「X線を見てますよ」って口答えするが，そういう医師に限って，そもそもX線の読影能力がきわめて低い）．肺切除の場合は肺切除によって，また術後の急性疼痛によって，通常より喀痰排出能力は低下しているうえに，誤飲性肺炎を惹起すると厄介である．しかも，前述したように高齢者である．重症化しやすいのは明らかである．肺炎による気管支の断端の血流や健側肺の吸い込み肺炎も気がかりになる．また，絶食

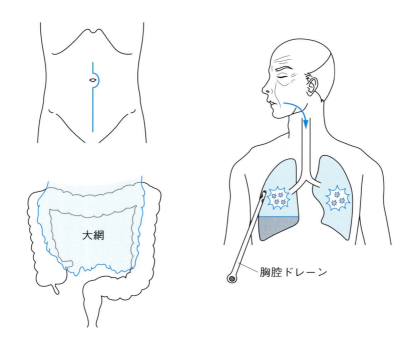

大網

胸腔ドレーン

期間が長いと，それだけで誤飲の危険性はより上がる．さらに悪いことに，栄養状態も不良になり，創傷治癒も妨げられる（たとえ見かけ上のdataはよくても）．

❯ 膿胸を併発したら

　もう1つは，急性期，慢性期に膿胸を併発して，不幸にも開窓術を要し難治性の場合，大網（腹部操作ですでに失っているか，腹部の手術で萎縮している）が使えないという点である．というわけで，腹部の手術歴（場合によっては手術記事を読み込む）を確認しておくことは呼吸器外科にとって二重の意味で重要である．

裏ワザ **14**

エネルギーデバイスの功罪を理解して使っているか？

✓ エネルギーデバイスの特徴を習得する.
✓ エネルギーデバイスには長所，短所がある.

＞ エネルギーデバイスがない時代の手術

　エネルギーデバイスがない時代，外科医は剥離，郭清，血管処理などをすべてはさみで行っていた．大きな出血があれば，コッヘルでつまんで結紮していた．だから，手術に出血は付き物であり，手術に輸血は付き物であった．今や，それがさまざまなエネルギーデバイスの導入によって，手術手技や術後管理までもが大きく変わってきている．

＞ エネルギーデバイスは使わなくてもよいのか？

　「私はエネルギーデバイスを信用しないから使わない」という人もいる．ところが，電気メスは使うという．しかし，電気メスも当然エネルギーデバイスである．こういう医師のように，電気メスを使うことを許して，他のエネルギーデバイスを頭から否定するのは，「使い慣れている電気メスは使えるけれど，他のものは無知で危ないので使えない」ということなのだと解釈している．こういう人は得てして慎重派なので，新しい術式を考案したり，新たなデバイスを導入したりすることは一切せず，先人から教えてもらった手術に終始して満足する傾向がある．その反面，リスク意識が大変高い（使わなければ危なくないから当然である）．自分で検証もしないで，すべてのエネルギーデバイスが同じようなものだと考えている．無論，新しいデバイスをコスト意識や，自分の信念や手術に不要だということで使わないは当然のことであり，けっして悪いことではない．しかし，何かもったいない気がするし，そこに自分の手術を改良したいという気概が感じられないのは筆者

だけだろうか．

❯ 電気メス，ソフト凝固，vessel sealing system，超音波凝固切開装置

　電気メスはエネルギーデバイスの基本で，有益なのだが欠点も多い．電気メスは高密度な高周波交流電流，主に火花放電（200 V以上）による細胞の突沸消失，組織の焼き潰しにより，組織を凝固，切開していく装置である．よって，先端は高温となる．とくにスパーク（スプレー凝固，アルゴンプラズマ凝固）ではきわめて高温（500℃）になる．蛋白質は200℃以上で炭化されるため，使い方によっては，明らかに焦げで組織に蓋をすることになる．たとえば，出血した組織をいくら電気メスで凝固しても黒くなる（炭化する）だけで止血できないことがある．また，止血した場所で後から出血してくることがある．胸壁の出血でよく経験する．これは基本的に炭で蓋をして止血しているにすぎないからで，この炭が脱落すればすぐにまた出血してくるというわけである．いわゆる後出血である．肺区域切除などで使う電気メスも同じで，止まっていた肺漏が再度出現してくる．いわゆる遅発性肺漏である．凝固は約58℃で開始され，100℃以下で完成される．よって，この炭を作らない凝固が可能なのがvessel sealing system（VSS）やソフト凝固である．一方，超音波凝固切開装置は金属製のブレードの超音波振動による摩擦熱によって凝固切開されるから，同じ機器のように見えても，コンピューター制御された70〜100℃の出力凝固でコラーゲンを融合するVSSとはまったく異なる．超音波凝固切開装置は電気メスよりも低温だが，やはり通常モードでは200℃を超える高温になり，組織を切り終わってもすぐにはチップの温度が低下しないことを覚えておくべきである．しかし，超音波凝固切開装置は組織の切れ味がよい．なんとか先端を断熱材でカバーできないものかと思う．

❯ 各エネルギーデバイスの危険性を熟知しておく

　それぞれのエネルギーデバイスの特性をよく知らないで使うと，思わぬ術

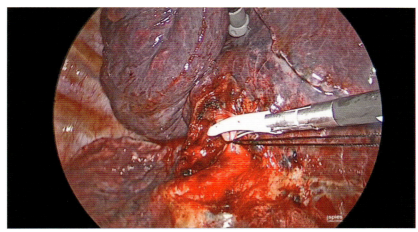

肺動脈切離におけるLigaSureの応用

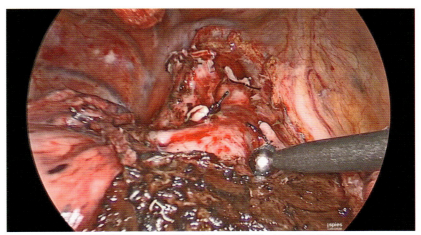

区域面のソフト凝固（ボール電極）による止漏

中合併症を引き起こす．とくに多いのは熱による大血管損傷や気管支損傷である．気管支膜様部に電気メスの放電で孔が開くと，そこを単純に縫合しただけでは治癒しない．それは孔周囲の蛋白がすでに凝固しているからで，デブリードメントをして縫合しないと壊死して再度脱落する．カットモードでの不用意の誤った通電で，気管支や心臓に孔が開いたという症例をよく聞

く．カットモードは胸腔内では使用しないようにオフにしておくことが大切である．超音波凝固切開装置を縦隔などの狭い空間で使い，引き出すときに予期せず先端が大血管に触れて大出血を引き起こす．VSSでの郭清で連続して使っていて，アンビルが汚れて凝固能が低下しているのに使い続けて出血を引き起こしたりもする．どのようなエネルギーデバイスであれ，その特性を熟知し，手技の適応を学ばないとそこには悲劇が待っている．

文献

1）Yoshio Tsunezuka, et al: Electrothermal bipolar vessel sealing device LigaSureV for pulmonary artery ligation--burst pressure and clinical experiences in complete video-assisted thoracoscopic major lung resection for lung cancer. Interact Cardiovasc Thorac Surg 11: 229-233, 2010
2）常塚宣男ほか：完全胸腔鏡下手術における肺動脈に対するエネルギーデバイスの有用性の検討．北陸外科学会雑誌 33: 9-11, 2015

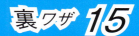

胸腔ドレーン留置の成功は
皮切の場所で決まる

POINT

✔ 皮膚切開の位置には十分，注意を払う．
✔ この胸壁のトンネルの長さが大切．

皮膚切開はどこ？

　普通の教科書には，胸腔ドレーン挿入は通常，「肋骨上縁から入れましょう」と記載されている．したがって，若い医師は胸腔ドレーンを入れる前に何度も肋骨上縁を確認して，場合によっては油性ペンでマーキングしたりする．そして消毒し局所麻酔をして，そこから挿入する．無事，胸腔ドレーンは文字どおりに胸腔内に挿入されるのだが，これはアウトである．この方法でもきちんとドレナージされるのだが，これでは胸腔ドレーンが胸壁に立って突き刺さったような格好になる．つまり，皮膚の直下に入り，皮膚トンネルなしに突き刺さった煙突のようなイメージになるのだ（とくになぜか内科の医師に多い）．

　固定もしにくい．さらによくないのは，ドレーン侵入部からややdistalのテープでドレーンを胸壁に固定しようと思っても，ドレーンが胸壁からはねて，垂直になろうという力が働いてしまう．つまり，どうしてもドレーンの弾力がかかるので，固定してもそこがだんだん浮いてくる．これが侵入部からの逆行感染を引き起こすリスクを高める．たとえば，単なる気胸の胸腔ドレナージなのに，医原性の膿胸や皮下膿瘍を惹起するのだ．胸水貯留の症例であればなおさらで，ドレーン侵入部がタイトに縫合されていなければ，その隙間から胸水が漏れて，ガーゼもいつも濡れている状況となる．そうなると逆行感染はさらに併発しやすい．さて，どうしたらよいのか．答えは皮膚切開の位置にある．

皮膚切開の位置がポイント

　皮膚切開，つまり，皮膚の場所（黒矢印）と実際に胸腔内に入る場所（白矢印）には当然距離がある．この距離をうまく利用するのである．したがって，通常は1肋間下の肋骨上縁の直上に皮膚切開をおいたほうがよい．気をつけるポイントは3つ．1つ目は，通常使用するペアン鉗子は曲線で，胸腔ドレーンは直線的という違いを認識すること．ペアン鉗子のように先端を挿入直前に少し曲げるやり方もあるが，より操作が複雑になるうえに，若い人にはイメージがつきにくく，さらに左は心臓も近いのであまりおすすめできない．とにかくペアン鉗子は少し曲がっていて，胸腔ドレーンは直線である．したがって，挿入のときに少し皮膚をずらすような操作が必要である．知らず知らずのうちにやっている人も多いと思う．

　2つ目はこの胸壁のトンネルの長さ．これが胸壁ドレーンの抜去の際にも長所となる．抜去時の空気の吸い込みは格段に減る．つまり，ドレーン抜去後，肺の虚脱が起きるリスクがなくなる．2肋間上で入れることを推奨する成書もあるが，下記の理由にて1肋間でも構わないと思うし，そもそも2肋

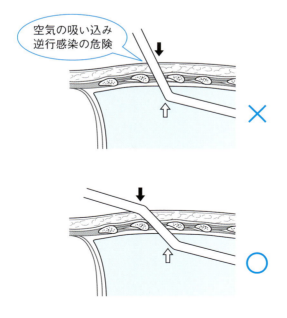

間は解剖学的に無理があることもある.

　3つ目は前述のようにドレーンの固定がしやすいこと. さらなる長所は胸腔ドレーンがはねない, つまり寝る, 胸壁に沿った感じに自然になるので, 先ほどと逆の論理により感染しにくくなる. ここで注意することは, 皮膚切開と胸腔ドレーンの胸腔内侵入部にあまり距離がある, つまり図の黒矢印と白矢印の距離が長いと, 角度の問題でさらに上の肋骨の下縁に知らないうちに近づき, 血管損傷や神経損傷の危険性が高くなることである. したがって, 微妙なさじ加減が必要である. また, この角度は胸の壁の厚さや皮膚のたるみ, 肋間の広さ（人によって驚くほど違う. とくに術後は癒着や骨融合が起こり困難）によって大きく違う.

⟩ これをよく理解していれば……

　このようなことは単に胸腔ドレーン挿入に限らず, VATSのポート挿入の場合でもよく考えて操作孔やカメラ孔を留置すると, 驚くほど手術が簡単に進む. そしてポートの数を減らせば減らすほど, このポイントは重要になってくる. 最近ではreduced port surgeryも大流行だが, たとえば縦隔腫瘍のsingle port surgeryなんかでは, 上記のコツは無視できない. このように, 胸壁は肋骨や三重の肋間筋などの固い支持組織に囲まれている点で, 骨がない腹腔の穿刺や腹腔鏡のポートの挿入と異なるので注意が必要である.

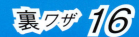

外側内胸動脈とはなんだろう？
トロッカー挿入の注意点と技術は？

POINT

✔ トロッカーを入れるときの注意点を習得する．
✔ 外側内胸動脈の存在．

▶ トロッカー挿入時の出血

　気胸でトロッカー（套管針付き胸腔ドレーン）を入れるとき，当然肺が虚脱しているスペースに入れることが大切である．できれば前上方に留置する．癒着が広範囲にわたるとき，胸部X線では，そのスペースがわからないことも当然ある．肺尖部が胸壁に癒着し，肺底部のみに空気が貯まっていることもある．可能ならやはりCTを撮影したいところであるが，そうも言っていられない状況もある．トロッカーを挿入したときに胸腔内から血が噴出する状況に遭遇すると，研修医はひどく肝を潰す．血気胸の患者なら当然だが，肺への突き刺しや肋間動静脈の障害，大動脈の障害，肺動脈の障害でも大出血は起こる．状況がわからないような緊急時の場合は，肋間に孔を開けて，套管針を抜き，胸腔ドレーンだけ挿入することも推奨されている．ちなみに，緊張性気胸のように緊急性がきわめて高い場合で，飛行機内などでメスも何もない場合は，とりあえず太めの（18Gの）針を肋間に5本くらい刺して胸腔内の過剰な空気を外に出す．

▶ トロッカーの挿入部位はどこにするか？

　トロッカーを入れる肋間は医師によりさまざまで，外科医（少なくとも筆者）は胸腔鏡下手術のスコープ位置のことを考えて，側方の第4肋間中腋窩線から挿入することが多い．第6肋間より低位から入れると，肥満や肺の術後の患者では，横隔膜が挙上しているため腹腔内に入り，肝などの腹腔内臓器を損傷するリスクがある．救急医や内科医は前胸部上方から入れることが

多い．スペースが上方にあることが多く，しかも大血管がないことが理由で
あるそうだ．

▶ 外側内胸動脈ってなんだ？

　しかし，前方から入れるトロッカーには実は大きな落とし穴がある．この
動脈の存在は東京医科歯科大学の石橋洋則先生に教えていただいたのだが，
前腋窩線上第1〜5肋間には，肋間動脈と直行して走行する動脈が全体の約
10％の人に存在する．この動脈は外側内胸動脈といい，一般に内胸動脈より
も血流は少ないことが多いが，傷つけると当然出血するので注意が必要であ
る．石橋先生は気胸の手術において，ポート挿入時にこの動脈を損傷して，
同大学の解剖学の佐藤達夫名誉教授に質問されたところ，この動脈はヘンレ
のループで有名なHenleがすでに100年以上も前に同定していたものであり，
ドイツの成書への記載もあった．また，肋間動脈もすべて肋骨下縁を走行す
るとは限らない．分岐枝が肋骨上縁を走ることがあるので注意が必要であ
る．

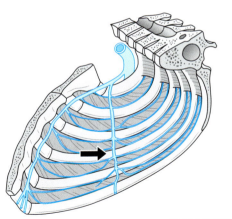
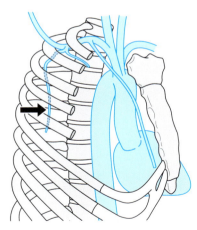

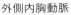
外側内胸動脈

トロッカー挿入のポイント

　　トロッカーの導入でまず大切なのが局所麻酔なのだが，これは十分に壁側胸膜付近にも行わねばならない．皮下や筋の麻酔だけでは疼痛が大きい．いったん針を胸腔内に入れて，ゆっくりと麻酔液を注射しながら引いてくる操作，そして胸膜周囲に十分に麻酔液を置いてくることがポイントである．電気メスがあるときは壁側胸膜ぎりぎりまで掘って，ペアンで胸膜を破り（胸腔ドレーンで胸膜は破らない），しっかり孔を広げる．胸膜を大きく広げることで，胸腔ドレーンを胸腔内に抵抗なく誘導することができるため，もっともリスクが少ない．けっしてトロッカーそのもので胸膜を破ってはいけない．硬く厚い胸膜だと相当な抵抗があり，勢いで肺を突き刺してしまうリスクがある．電気メスを使用できないときは，ペアンで筋線維を分けていって胸膜まで到達する手技を覚えておかねばならない．創部から1肋間，斜め前上に這わせて胸腔内へ誘導するのが理想だが，無理なときは肋骨の幅の分這わせる．創部の皮膚をトロッカーの先端で上に引き上げて，なるべく垂直に肋骨上縁で胸腔内に挿入する．数cm挿入した後は，套管針の金属先端は尖っていて危ないので，套管針をチューブ内から1cm程度だけ引き抜くのもコツである．すぐに套管針を全抜去すると，曲がって肺尖部に誘導できないので，入れたままにする．カテーテル先端が下や背中に向かないように胸腔内をイメージしてチューブを進め，套管針は肺尖部まで誘導してから抜去する．

文献

1）Henle J: A.mammalis lateralis. Anatomie des Menschen: 261-263, 1876

胸腔ドレーンの固定方法はどうしているか？

POINT

✔ 最後の胸腔ドレーンの固定には，いくつかの方法がある．

✔ 胸腔鏡portの孔の近傍に新たに小さな切開創を作製する方法は，少なくとも創傷治癒の見地からは分がある．

▶ 最後の固定

　手術が終わって最後に行うのは胸腔ドレーンの挿入である．胸腔ドレーンは初めから一定の基準を設けて，その基準をクリアすれば留置しないという施設もあるが，現時点では入れる施設が大半だろうと思う．この胸腔ドレーンのタイプや留置の方向，深さ，大きさ，本数など，さまざまな流儀や思想があると思う．今回はそれらには触れず，あえて最後の胸腔ドレーンの固定の仕方だけを論じたい．

▶ 従来の2つの方法

　胸腔鏡下手術でのportの孔を利用して，そのままドレーン挿入の孔として使用することが多い．これは，もうこれ以上，新たな創はつけたくないという考え方である．操作孔の肋間を胸腔ドレーンのルートとして利用する場合は，通常，胸腔鏡の角度になるので胸腔ドレーンがやや立って挿入されることになる．したがって，術後ドレーンを抜去する際，胸腔内に空気の吸い込みをしやすくなる．またドレーンの固定もしにくく，不安定になる．つまり逆行感染の危険性が増えるということである．そこでこの胸壁の切開創はそのまま使用して，さらに1肋間上げて胸腔ドレーンを留置することもある．この方法であれば手術で作った創を増やすことなく，ドレーンに利用できるので，創の数は同じである．しかし，胸腔内から見れば，新たな創が1つ増えたことになる（それは患者にはわからないが）．この場合の最大の欠点は，

この胸腔ドレーンの固定をした孔の創傷治癒が悪くなるリスクが高いということである．それは本来，線上の切開創であるのに，胸腔鏡portの孔として術中利用したために，孔が円形に開大し，局所の血管や筋層が破壊されているからである（したがって，より小さいcameraの使用や肋間が広い人，また手術時間が短ければ，この問題はいくぶんclearされるかもしれない）．術後，その創縁が赤くなっているときは，局所の挫滅が起きていることを示している．これは開胸手術でもドレーンは開胸した創以外で設ける理由でもある．

❯ 今，採用している方法

　そこで新たな策として，胸腔鏡portの孔の近傍（たいてい，やや前方の3 cm程度足側）に小さな切開創を新たに設ける方法がある．これは手術が終わる直前にドレーンの幅に応じて最低限の切開をするだけで済むので，先

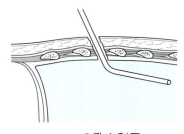

portの孔を利用

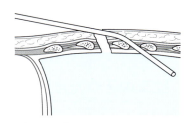

1肋間上げて胸腔ドレーンを留置

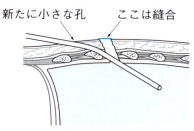

新たに小さな孔　　ここは縫合

1肋間下げて胸腔ドレーンを留置

ほどのような局所の血管や筋層の破壊は最小限で済む．また操作孔と新たな創の距離により，胸腔ドレーンと胸壁の角度がきわめて小さくなるので，抜去時に空気の吸い込みもなく，術後管理において胸水のしみだしもない．結果的に，ドレーン周囲の創の逆行感染のリスクは低くなり，抜去した後も創傷治癒はきわめて良好となる．皮膚面からみた創は手術のときよりも1つ追加して作ることにはなるが，創傷治癒の観点からは望ましいし，この新たにできる創は5~8 mm程度である．このようにドレーン留置の孔1つとっても，一長一短があり，議論の余地がある．そしてこの部分の抜糸は離開が起きやすいので，筆者は一気にすべての糸や鉤を抜くのではなく，術後数日経たところで，部分的に抜糸している．局所の過度の緊張を解除し，血流を再開させ，創傷治癒を促し，かつ全抜糸のときに一気に緊張が解除され，離開するのを防ぐためである．

胸腔ドレーンを抜くときのお作法は？

✔ 胸腔ドレーンを抜くお作法には，いくつかの方法がある．

✔ 小さくても無視できないトラブルを記載し，分析し，スタッフ間で情報を共有し，密に対策を講じるべきである．

12通りのやり方

　胸腔ドレーンを抜いたら，肺が少し虚脱したようなX線を見た方は多いと思う．また術後，なぜか？ 手術侵襲も少なく，患者さんの危険因子もないにもかかわらず，膿胸になった経験がある人もいるであろう．なぜ，こんな事態に陥るのか？ いろいろな地域，いろいろな施設に行って，いろいろな人と仕事をしてみたら，いろいろな胸腔ドレーンの抜き方の流儀に遭遇した．

　大別すると，①いきなり抜く，②患者さんに息を吸って止めてもらってその瞬間に抜去，③患者さんに息を吐いてもらってその瞬間に抜去に分けられる（この2つはどっちでもいいという論文もある）．また，胸腔ドレーン抜去の際に左手の指で押さえる箇所が，（Ⅰ）胸腔ドレーン侵入部（と思われる箇所），（Ⅱ）皮膚切開部そのもの，さらに抜去直後に胸腔ドレーン侵入部を，（ⅰ）密閉したテープのようなもので（テガターム™，オプサイト®，カラヤ®など）貼付する方法，（ⅱ）局所麻酔してstapler（もしくは縫合），など，少なくとも3×2×2＝12通りのやり方がある（本当はもっと細かく，抜去直前に数cmゆっくり抜くとか，陰圧を上げる？ 手術時に抜去の際の糸をどのように固定するか，滅菌手袋を使うか，抜去後の圧排の仕方など，いろいろなやり方もあるのだが……）．さて，どの方法がもっとも理にかなっていて，危険性（抜去時の吸い込みや感染）を減らせるであろうか？

❯ 今，採用している方法

　筆者は③→(I)→(i)のやり方の変法である．患者さんに息を少し吐いて（ここもポイントかもしれない）もらって息止めしてもらう行為は，まだ患者本人に息止めの余力がある．逆に息を吸って止めてもらっていた場合は，その直後に息を吐くので，肺が虚脱し，胸腔内がより陰圧になり，外気を吸い込みやすくなる．また胸腔ドレーン侵入部の圧排により，逆行感染を減らしたいこと，局所麻酔で胸腔ドレーンの皮膚切開部近傍を麻酔することは針を通じた皮下の雑菌をドレーン近傍に封じ込める可能性があること，患者に疼痛なく抜去したいことが，この方法を現時点で選択している理由である．

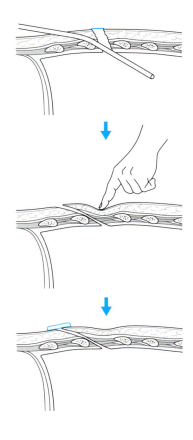

　さらに大切なことは，その施設でこの種の小さくても無視できないトラブ
ルを記載し，分析し，スタッフ間で情報を共有し，密に対策を講じることで
ある．驚くことに，このようなことをまったく気にしない呼吸器外科医と，
かなり気にする呼吸器外科医がいる．自分が患者であった場合，どっちの医
師に診てもらいたいか？ また，どちらが真剣で，より臨床に精通していよ
うとしているかを考えてもらいたい．

文献

1）Cerfolio RJ, et al: Optimal technique for the removal of chest tubes after pulmonary resection. J Thorac Cardiovasc Surg 145: 1535-1539, 2013
2）Bell RL, et al: Chest tube removal: end-inspiration or end-expiration? J Trauma 5: 674-677, 2001

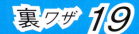

血管の剥離の際は
どこが力点，作用点，支点か
考えてみよう

✔ 鋭的剥離でメッツェンを用いる場合は力点，作用点，支点を考える．

✔ とくに左右の刃先が宙に浮いていれば双方の刃先が作用点になる．1ヵ所を固定したほうがよい．

✔ 接した点がさらなる支点になり，その対側が作用点になる．

剥離の種類

　　血管の剥離には大きく鋭的剥離と鈍的剥離に分けられる．前者は電気メス，はさみ，フックなど，後者は吸引管やツッペル，綿などを使う．研究会や学会のビデオを見ると，さまざまな方法があることに気づく．今でもmajorを占める道具の1つにメッツェンバウム（はさみ）がある．これも血管に対して直角，つまり横に開大する方法と，縦に開大する方法がある．今回はこのメッツェンの横に開大，つまり血管に対して直角方向にする方法（血管に対して平行して開き，距離を一気に稼ぐ方法があるが，このやり方も分枝がないとわかればそれなりに有益と思う）について考察したい．

力点，支点

　　いわゆるはさみがその仕事をするときは，図のように力点，作用点，支点が明解である．この場合はあくまでも紙を切る場合を想定していて，今回のテーマのように血管剥離とは状況が違う．では力点，作用点，支点はどこだろう？　力点は手が接触している輪っかのところで異論あるまい．支点も左右の刃の交差点である．

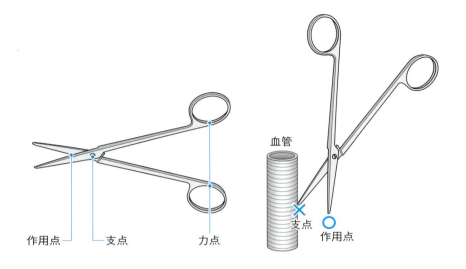

血管

作用点　　支点　　　力点

支点　　作用点

作用点

　問題は作用点だ．もし図の×マークの箇所が血管の裏側の気管支の層に接していれば，そこがさらに支点になり，その反対の刃先（図の○）が作用点になる．もし，左右の刃先が宙に浮いていれば，双方の刃先が作用点になる．左右とも動くと油断できないから，1ヵ所を固定したほうがよい．つまり，血管に圧をかけないほう，血管の裏側に近いほうを固定して（つまり支点にして）開大すると安全な剥離ができる（逆のほうが有効だが，一部血管壁そのものに圧が直接かかるのは避けたい）というわけである．つまり，ここに接した点が支点になり，その対側が作用点になる．これを頭で理解して（部屋のはさみでキコキコやって）手術に入ると意外とうまくいく．というのも，たいてい肺動脈の裏側は気管支なので，思い切ってやってもOKなのだ．ただし，右肺上葉切除のときの上肺静脈で，この方法はかなり注意が必要である．この場合の裏面は肺動脈だからである．やってみてほしい．鉛筆を机に置いてころころ転がす．何をやっているのかと言われれば，転がれば裏面は見える．当たり前である．したがって，血管をいじめないくらい，少し偏移して転がすというようなイメージでやるとよいのかもしれない．つま

り，丸い血管をぴんと張って裏面（この場合は血管の裏面ではなくて，その裏面の裏面．このスペースのために剥離するのだ）を面にするようなイメージである．そうすると普通はひょいっと裏面が滑る．そうなると，別につるりん鉗子でなくても直角鉗子で簡単に血管の首を取ることが可能になり，つるっと裏面を鉗子が自然に通る．イメージとしては，血管の首を取りにいくというより，むしろ知らないうちにつるっと通っちゃったというのが理想である．

驚きの論文

Tagawa T, Yamasaki N, Tsuchiya T, Miyazaki T, Hara A, Amenomori M, Fujita H, Sakamoto N, Izumikawa K, Yamamoto Y, Kohno S, Hayashi T, Nagayasu T: Immediate single lobar retransplantation for primary graft dysfunction after living-donor lobar lung transplantation: Report of a case. Surg Today 41: 1447-1449, 2011

　移植手術は限られた施設でしか認可されていない．とてもダイナミックで，たしかに感動を感じることができる治療である．このような環境に身を置くことができる呼吸器外科医は，ある意味幸せだろう．大半の呼吸器外科医はその手術を見たこともない．ただし，大きなチーム医療の中での医師はとても大変だと思う．外科医だけではなく，コーディネーターや呼吸器内科医，麻酔科医などのいわゆる肺移植チームが有機的にうまく活躍しないといけないだろうし，何よりも病院全体の総力も必要であろう．このただでさえ，執刀医にプレッシャーがかかる症例がうまくいかないときはどうすればよいのだろうか？　この論文は，最初の移植がうまくいかず，36時間後の検査で再移植が必要と判断し，44時間後に再移植して，そして成功した報告である．この報告を学会で拝聴したときの感動を今でも覚えている．素直に素晴らしいと思った．とても大変な手術を終えた後（つまりマラソンでいえばやっと42.195km完走した後），また仕事（再度フルマラソンを走る）をせざるをえない状況というのは，この世界にはたしかに存在するのだ．こういう先人の努力を糧にしたい．成功したという症例報告は多いが，失敗してリカバリーショットをした報告（結果的にはこの論文は nice recovery だが）からのほうが，学ぶことははるかに多い．

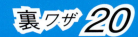

肺動脈鞘について
理解しているだろうか？

POINT

✔ 肺動脈鞘とは．
✔ 肺動脈鞘を剥離する意義を考える．
✔ 肺動脈鞘を剥く危険性を考える．

▶ 肺動脈鞘を剥くという技術

　　肺動脈鞘を剥くことは，肺葉切除には必須の手技であろうか？ さまざまな意見がある．不要という意見，剥かねばならないという意見．そしてその理由もさまざまだ．剥離しないとリンパ節郭清が完全でない，逆に剥離するのは危ないから剥離はすべきではないなど．筆者個人の意見は，肺動脈鞘を完全に剥かなくてもほとんどの肺動脈の処理は可能だが，剥く技術をもっていないと処理ができない血管が確実に一定の割合で存在するため，剥離する習慣をつけておいたほうがよいというものだ．外科医は普段行っていることを行うのは非常にたやすいが，行っていないと，いざというときに行うことは困難である．炎症性リンパ節などが肺動脈鞘にのみ浸潤している場合，肺動脈鞘を剥くことができたら，容易に処理が可能なのに，剥く技術がないと処理ができなくなる．肺動脈壁にまで浸潤が及んでいるかどうかは肺動脈鞘を剥離してこそ得られる情報である．また，右のA^{3}や左のA^4，A^5，A^{1+2}cなどがかなり細い動脈の場合，肺動脈鞘を剥離しないと分岐がわからず損傷してしまうことがある．初心者がよく起こすミスである．

▶ 肺動脈鞘とは？

　　では，肺動脈鞘とは一体何なのであろうか？ 実は肺動脈鞘という解剖学用語はない．肺動脈鞘の定義が医師によってばらばらで統一した議論がなかなかできない．たとえば，学会のビデオを見ていると葉間の胸膜だけを剥離

して，肺動脈鞘を剥離したと言っているような極端な人もいる．肺動脈鞘を一部だけ剥いて，肺動脈鞘を剥いたとする人もいる（これが一番多い）．肺動脈鞘は肺動脈壁の外側の結合組織の何枚もの，たまねぎ状の布団である．成書では動脈鞘は大きく分けて3層あるとされる．最外層は毛細血管を伴う血管束結合組織，次に輪走結合組織鞘，そして最内層は輪走動脈鞘である．狭義の血管鞘は最内層のことであり，ペラペラの毛細血管を含む結合組織である．通常の開胸手術では肺動脈外膜の結合組織を一気に拾って，はさみや電気メスで切離することが多い．しかし，胸腔鏡下手術では狭義の最内層は剥離しない形で外側の2層を剥離することが多い．なぜそうなるのだろうか？　動脈壁を持たないように安全性を意識して動脈鞘を把持し，剥離するとその層で自然に剥離されるという表現が正しいかもしれない．そして改めて必要なら最内層を剥離する．この最内層は毛細血管を含んでいるので，この層の剥離によりつるつるの卵のような真っ白い血管壁が出てくる．よって，真の肺動脈鞘を剥離しているかどうかは，剥離後の肺動脈壁の色で容易にわかる．毛細血管が見えている肺動脈は最内層の肺動脈鞘を剥いていないということである．筆者が言う肺動脈鞘とは，この最内層までの結合組織のことを指す．

肺動脈鞘を剥けばリンパ節郭清が完全なのか？

　肺動脈鞘を組織学的に観察すると，肺動脈の外膜とこの最内層の膜はほとんど構造が同じである．違うのは結合組織（膠原線維）の層の間隔だけである．肺動脈鞘は疎で，外膜は密となる．そのどちらにもリンパ管，毛細血管は存在する．外膜を剥けば弾性線維豊富な中膜であるから，中膜層まで剥かないと真のリンパ節郭清はできないことになる．よって，肺動脈鞘を剥いても剥かなくても，郭清という観点からはあまり大差ないように思える．前述したように，最内層を残して外側の2層だけの剥離を肺動脈鞘と認識している人も多い．筆者は通常はこの層で剥けば細動脈の分岐も認識可能だと思う．最内層は綿球で擦れば自然に剥けてしまうが，擦ることで動脈が引っこ抜けたり，内膜，中膜に断裂が起きたりすることがある．綿球を肺動脈鞘の下に突っ込み，動脈壁を内腔側に押して剥離する行為は，壁損傷による大出

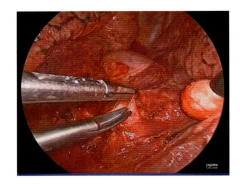

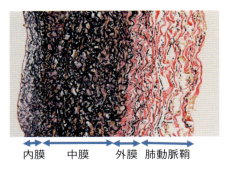

内膜　　中膜　　外膜　肺動脈鞘

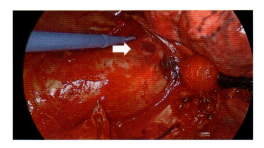

内膜・中膜解離

血の危険性があり，行わないほうがよい．動脈鞘を血管壁の外側へ浮かすように引っ張り，少しずつ切離していく方法が安全である．最内層は残しても血管処理はできるから，それでもよいが，最内層にしみこみリンパ節（裏ワザ35）が浸潤している場合は，この層を剥離する技術がないとせっかく剥離できるリンパ節の剥離ができない．だから，層を意識して，なるべく綿球で擦らずに鋭的に剥離できる技術を身につけなければならない．

肺動脈鞘の把持の仕方

　肺動脈に達した場合，どの器具でどう肺動脈鞘を把持するか，そしてどの地点から始め，どの方向に剥離していくかはとても大切である．層を認識して1枚ずつ剥離する方法と，大きく鞘をつかんで剥げる層で剥離していく方法，最内層も剥いていわゆるつるつるにする剥離など，大きく3パターン

（前述参考）に分けられる．いずれでもよいのだが，把持力の強い鉗子でがちっとすばやくつかまず，やや広い範囲で少し外側の血管鞘を広くゆっくりやさしくつかむのがよいのではないかと思っている．よくビギナーは先の細い攝子で血管を引っ張って引きちぎったり，深く持ちすぎて損傷したり，また血管壁を損傷しなくても毛細血管を伴う血管束結合組織を牽引して毛細血管の裂傷をきたす．その結果，剝離面が血液で汚染されてしまう．ゆっくりと大きく，広い面でやさしく血管鞘を把持すれば，確実にトラクションがかかるし，一度切開すれば結果として広い面が一気に剝離される．こうなると手術のスピードと安全性は飛躍的に進む．後はこれを広げていけばよい．剝離開始地点は肺動脈本幹でも，処理したい区域肺動脈でもよいが，分岐部はなるべく避ける．なぜならリンパ節が気管支間に存在し，癒着している可能性があるからだ．

肺動脈鞘を剥くと危ないのか？

　肺動脈鞘を剝くと危ないという意見がある．これも無視できない意見である．筆者も実際，開胸手術でA^{3}を出すために左肺動脈本幹から血管鞘を剝いているときに，血管壁がポイント的に丸くに変色（血豆のように）していたことがあった．これは血管内膜，中膜の断裂である．これを認識していながらも，膨隆はしていなかったので無視して手術を進めて，A^{3}を確保しようとしたときに急に肺動脈本幹から，そのポイントで吹き上がるように出血した．出血点を指で押さえて，とりあえずA^{3}を処理して，タコシール®を貼付した．タコシール®を最初に貼ると，処理したい血管の処理が困難になる．しかし，危ないからといって肺動脈鞘を剝かないと，逆にA^{3}の確保が困難である．よって処理目的の肺動脈の枝近傍では肺動脈鞘の剝離は必要だとは思うが，本幹部分の不要な剝離は最小限にとどめておいたほうがよい．肺動脈壁が黒っぽく，丸く変色している部分があれば，予防的に壁にタコシール®を貼付する意義があるようにも思う．

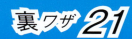
裏ワザ **21**

心膜と心嚢内血管処理の注意点は？

✔ 心膜と心嚢の解剖を習得する.
✔ 心嚢内の大血管剥離を習得する.
✔ 心膜切除後の人工心膜使用時の注意点を習得する.

心膜の解剖はわかっているか？

　肺門に腫瘍がある場合，心嚢内での血管処理は呼吸器外科医の必須事項である.「心膜を切開して肺静脈を出す」とよく学会のビデオなどでは発表されているが，実は切っているのは壁側胸膜＋線維性心膜＋漿膜性心膜壁側板である. 漿膜性心膜壁側板を切って心膜腔まで到達しているので心嚢水が出てくるわけだ. 壁側胸膜と線維性心膜の間には，横隔神経や心膜横隔動脈，心膜横隔静脈が挟まれた形で存在する. よって，横隔神経が腫瘍と近い場合，心嚢の最外側の壁側胸膜を切開し，横隔神経や動静脈をテーピングし，腫瘍から距離をとって線維性心膜（pericardium）を切開する.

心膜切開，さて見えるのは？

　線維性心膜は切開すると上下の肺静脈が見えるが，この上は漿膜性心膜（serous pericardium）が覆っている. これは漿膜性心膜臓側板である. つまり，漿膜性心膜には線維性心膜の内側にある漿膜性心膜壁側板と，肺静脈を覆う漿膜性心膜臓側板とがある. 線維性心膜は大動脈などの大血管の基部で外膜と癒合しており，そこが漿膜性心膜の折り返しラインになっているのでかなり厚い膜となる. 漿膜性心膜壁側板と漿膜性心膜臓側板はつながり，袋を形成し，その中を心膜腔という. 心筋の内貼りをしているものは心内膜というが，これに対比して臓側心膜は心外膜という. つまり，心臓の外は壁側胸膜→線維性心膜→漿膜性心膜壁側板→心膜腔→漿膜性心膜臓側板（心外

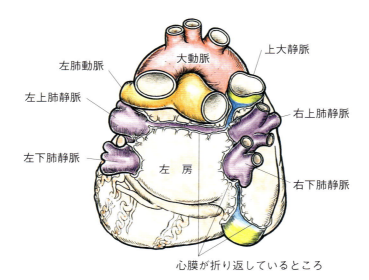

左肺動脈
左上肺静脈
左下肺静脈
大動脈
上大静脈
右上肺静脈
右下肺静脈
左　房
心膜が折り返しているところ

心膜の折り返しがわかるように描いた図で，背面から心臓を見ている．おのおのの肺静脈を確保するときにもっとも多く心膜を貫かなくてはならないのが右上肺静脈，もっとも少なくて済むのが左下肺静脈…ということがわかる．

末次文祥：基礎知っておきたい心房の構造を解剖図から学ぶ．Cardiac Prac **26**：17-21，2015を参考に作成
イラスト：医療法人末次医院／手術図制作研究所・末次文祥

膜）→心筋→心内膜→心内腔の順となる．ややこしいが，通常心嚢内血管処理で扱うのは心外膜である．肺静脈をテーピングするにはこの膜を貫通しなければならない．

血管を覆い支持する膜の数はいくつ？

　肺静脈を剥離する解剖学的な膜の数は，頭側から後ろに回して尾側に出すという順を考えると，右の上肺静脈は上縁2枚，後縁2枚，下縁2枚，右下肺静脈は上縁2枚，後縁なし，下縁2枚，左では左上肺静脈は上縁なし，後縁2枚，下縁2枚，下肺静脈は上縁2枚，後縁なし，下縁なしである．これまたややこしいが，一番多く膜を破らねばテーピングできないのが右上肺静

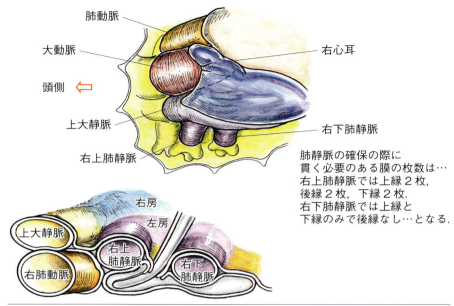

肺動脈

大動脈

頭側　⇦

上大静脈

右上肺静脈

右心耳

右下肺静脈

肺静脈の確保の際に
貫く必要のある膜の枚数は…
右上肺静脈では上縁2枚，
後縁2枚，下縁2枚．
右下肺静脈では上縁と
下縁のみで後縁なし…となる．

右房

左房

上大静脈

右肺動脈

右上
肺静脈

右下
肺静脈

イラスト：医療法人末次医院/手術図制作研究所・末次文祥

脈，一番楽なのが左下肺静脈である．ちなみに2枚といっても反転した薄い
心外膜が重なって癒合しているので，はさみなどで破ろうとすると当然どち
らも破れるから，枚数を意識することはない．血管確保のためには心外膜を
肺静脈からすべて剥離する必要はないのだが，上下肺静脈の間がわかりにく
いことがあるので，静脈の表面の心外膜を縦方向に（上肺静脈から下肺静脈
まで）切開し，全体像を確認できたらライトアングルを通す．後縁の心外膜
がある右上肺静脈と左上肺静脈では，ライトアングルの先に心外膜が押され
て上下肺静脈間に表れるので，それをメッツェンで切離すればテーピングは
早く行うことができる．

Marshall's foldが出っ張っているとき

　左上肺静脈のテーピングで腫瘍が心膜を内腔に押さえつけているような場合では，Marshall's foldと肺動脈，上肺静脈が囲むスペースが狭い．このようにfoldと静脈の間に鉗子を入れにくければ，foldに切り込みを入れて，スペースを作ればよい．ただし，Marshall's foldは奥をたどれば左心房斜静脈から冠状静脈洞に連なり，周囲の筋束（Marshall筋束）は心房細動への関与があるとされているため，不用意に奥のほうを触ってはいけない（裏ワザ22）．ちなみに肺動脈は両側とも心嚢外にあるが，心外膜は視野側では覆っているので，その剥離が必要である．通常の血管鞘のように剥離すれば問題ない．もちろん心外膜を上縁，下縁で切開してテーピングしてもよい．肺動脈幹を確認することだけは怠ってはならない．

心膜切除での注意点

　心膜合併切除後の人工心膜での補填は心臓脱予防のために行うが，かなり小さなスペースでも心耳だけが脱出する例もあるため，基本的には行うこと．注意点は人工心膜を使用した場合の心タンポナーデであるが，人工心膜をやや余裕をもたせて緩やかなラインで縫合することと，心嚢水を逃がすためにいくつか切れ目を入れることである．連続縫合でも結節縫合でも，どちらでも構わない．

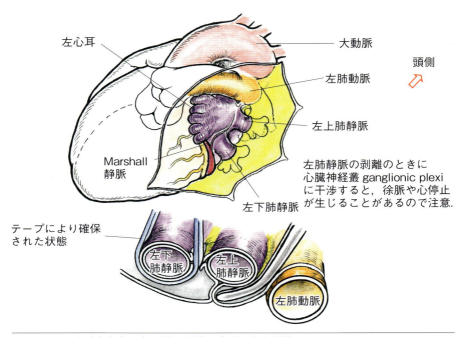

左心耳

大動脈

頭側

左肺動脈

左上肺静脈

Marshall
静脈

左肺静脈の剥離のときに
心臓神経叢 ganglionic plexi
に干渉すると，徐脈や心停止
が生じることがあるので注意．

左下肺静脈

テープにより確保
された状態

左下
肺静脈

左上
肺静脈

左肺動脈

イラスト：医療法人末次医院／手術図制作研究所・末次文祥

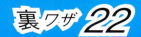

Marshallのヒダの剥離は慎重に

POINT

✓ Marshall's foldにはペースメーカ細胞が残存している可能性がある．

✓ PLSVCは胎生心の左総主静脈の遺残であり，左総主静脈の房室結節のペースメーカとしての機能が残存しうる．

▶ 心停止

　一般に，出血して危険を感じた場合は心囊内で根元の血管を確保しましょうというのが，ある意味でこの世界の常識である．でも，一度だけ，筆者は心囊内での血管処理の際に心停止を経験した．よくある迷走神経の反射でもない．そのとき，迷走神経やその分枝の心臓枝の近傍の操作でもなく，そもそも迷走神経は牽引されてもいなかった．その瞬間はMarshall靱帯あたり

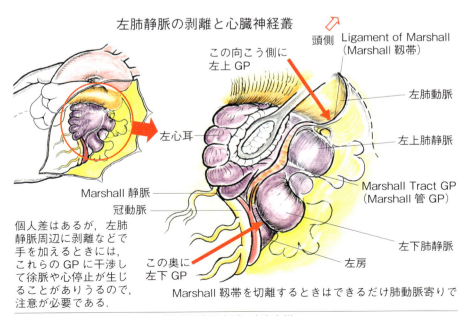

左肺静脈の剥離と心臓神経叢

頭側　Ligament of Marshall（Marshall 靱帯）

この向こう側に左上 GP

左肺動脈

左上肺静脈

左心耳

Marshall Tract GP（Marshall 管 GP）

Marshall 静脈

冠動脈

左下肺静脈

左房

この奥に左下 GP

個人差はあるが，左肺静脈周辺に剥離などで手を加えるときには，これらの GP に干渉して徐脈や心停止が生じることがありうるので，注意が必要である．

Marshall 靱帯を切離するときはできるだけ肺動脈寄りで

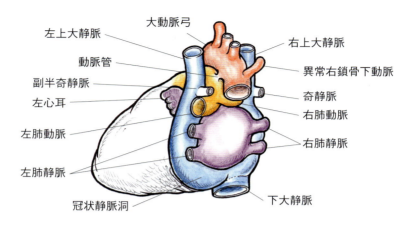

左上大静脈　　　大動脈弓　　　右上大静脈

動脈管　　　　　　　　　　　　異常右鎖骨下動脈

副半奇静脈　　　　　　　　　　奇静脈

左心耳　　　　　　　　　　　　右肺動脈

左肺動脈　　　　　　　　　　　右肺静脈

左肺静脈

冠状静脈洞　　　　　　　　　　下大静脈

左上大静脈遺残（左後方より）

左上大静脈遺残は Marshall 静脈について知るうえで示唆に富む奇形なのでここに示す．頻度が高い奇形で，この静脈は左頸静脈と鎖骨下静脈が合流して左肺門の前を通り，通常の Marshall 静脈の走行コースをとって，拡張した冠状静脈洞に流入する．
Frank. H. Netter：THE CIBA COLLECTION of MEDICAL ILLUSTRATION vol.5 HEART　日本語版，日本チバガイギー，兵庫，p.133，1975 の図より模写

末次文祥：心臓外科医が描いた正しい心臓解剖図，池田隆徳（監），メディカ出版，大阪，p.33，2014 より許諾を得て転載
イラスト：医療法人末次医院／手術図制作研究所・末次文祥

の剥離操作中であった．Marshall's fold．このヒダをご存知だろうか？ 不整脈のアブレーションをよくする循環器の先生方にとっては周知のことであろう．これは心嚢内の肺動脈と上肺静脈の間の隙間のヒダのことである．ここの前方から指を入れると，どこまでも（肺動脈起始部と大動脈起始部の後方から）入っていく．いわゆる transverse sinus である．その後方は行き止まりである．ここは左総主静脈の遺残と伝えられている．実はペースメーカの発生上，胎生初期には左右に静脈があったのだ．一説には，総主静脈に左右対称のペースメーカ細胞が存在して，発育が進むと右から洞結節，左から房室結節ができるとも言われている．

心臓発生から見た Marshall 静脈（左房斜静脈）

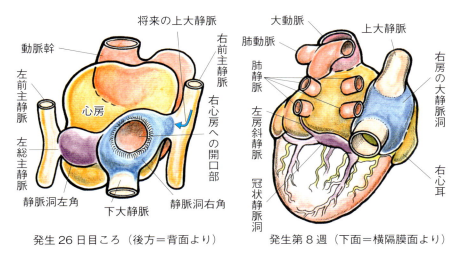

発生26日ころ（後方＝背面より）　　　　発生第8週（下面＝横隔膜面より）

静脈洞右角は右房になるが左角は冠状静脈洞になるので左前主静脈は消えゆく運命にある．
その名残が左房斜静脈（Marshall静脈）である．なくならずに遺残すると左上大静脈となる．

K. L. Moore：MOORE人体発生学，第3版，星野一正（訳），医歯薬出版，東京，p.316，
1984をもとに作成
イラスト：医療法人末次医院/手術図制作研究所・末次文祥

 ## PLSVC

　実際に左上大静脈遺残（persistent left superior vena cava：PLSVC）はそ
れほど珍しくない．PLSVCでは胎生心の左総主静脈の遺残静脈系の左右対
称性が残り，左総主静脈の房室結節のペースメーカとしての機能が洞結節の
機能同様，強く残存しうる．洞結節の機能低下が起これば不整脈が出現する
ことが報告されている．したがって，PLSVCがなくてもペースメーカ細胞
が遺残さえすれば，剥離によって急に不整脈が起きることは，理論上はあり
うる．まず上縦隔のリンパ節郭清をしてから血管の剥離というのは，この意
味でも理にかなっている．昔習った発生学はやっぱり大切だなあと，今ごろ
になって実感する．

　　本項の中の心臓神経叢の解説などに関しては，宗像水光会総合病院 心臓血管センター 竹本真生先生にご監修いただきました．

文献

1）Patten BM: The development of the sinoventricular conduction system. Michigan Med Bull **22**: 1-21, 1956
2）古瀬彰ほか：冠静脈洞調律と大静脈異常．心臓 **1**: 65-71, 1969
3）大沢幹夫ほか：静脈洞欠損症と左上大静脈遺残症におけるP波の左偏とその診断的意義．胸部外科 **19**: 617-625, 1966
4）Hancock EW: Coronary sinus rhythm in sinus venosus defect and persistent left superior vena cava. Am J Cardiol **14**: 608-615, 1964
5）Bjerregaard P, et al: Persistent left superior vena cava. Incidence, associated congenital heart defects and frontal plane P-wave axis in a paediatric population with congenital heart disease. Acta Paediatr Scand **69**: 105-108, 1980

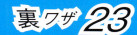

肺手術時の
最適な気管支断端縫合の方向は？

✔ 気管支断端の縫合の方向については諸説ある.
✔ Sweet法でも自動縫合器のcartilage側を膜腰部側に当て，fireする方法と，その逆のやり方がある.
✔ 上記双方とも同じ結果であった.

縫合の方向

　気管支断端の縫合の方向については古来より議論されてきた. Overfolt法，modified Overfolt法，Sweet法などがある. 最近では自動縫合器の発達で，方向を気にしないという先生もおられる. 気管支は一般に，図のような馬蹄形の軟骨で成り立つ. いずれにせよ，この軟骨の形をよく理解して，閉鎖するのが肝要と思う. 現在の主流はSweet法と思われる.

2つの方法

　さて，それでも2つの方法がある. 図下段のように自動縫合器のcartilage側を膜様部側に当て，fireする方法と，その逆である. はたしてどちらが正しいのか？ 血流の観点からは膜様部（ここがもっとも血流豊富でここが大切と考える流派）からstapleを貫通させ（1回の通過），軟骨側でB typeのstapleで把持，固定するのがよいように思う. しかし，逆の考えもある. すなわち，気管支の強度を保つのは軟骨という考えである. この場合，その強度，つまり閉鎖したときの張力に拮抗する力を，できるだけ弱めるために軟骨側からstapleを貫通するほうがよいという考えである（軟骨側からstapleが貫通するのでこちら側を板とした面になりやすい. つまり，面の強化という観点からこの方法を採用するという考え方である）. よくわからないので動物実験で検証してみた. 結果は，耐圧実験をしてみても，病理学的にみて

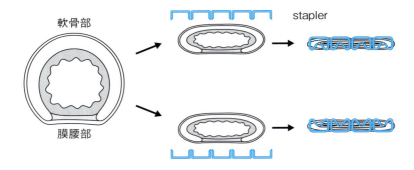

も，どちらでもOKであった．よく考えると腑に落ちる．というのは，片方の意見がよいと思っていても，port孔の位置によって，または気管支周囲の状況によって，逆の挿入法を採用せざるをえない場合が，時にあるからである．たとえば，気管支先行処理の際はメスで切ったり，違う縫合器を用いたりする場合もあるが，通常のstaplerを挿入する場合は肺動脈に余計な圧をかけたくないので，細いほうの，いわゆるanvil側を通さざるをえない．この場合でも術後，気管支断端が問題になったことはない（そもそも，気管支断端のトラブルは最近ではきわめて頻度が低いという議論はさておき）．筆者はこの結果から，術中少し心が穏やかになった．実際の肺葉切除では，右中葉気管支，右下葉気管支，左下葉気管支は，切離ラインが馬蹄形ではなく敷石状になるため，さらに影響を受けにくい．こういう話は呼吸器外科医にとって絶好の話題である．より末梢では，その軟骨が敷石状になっているので絹糸で縛る先生もおられる．かなり太い気管支でも絹糸で縛ってOKという意見もある．このように議論は尽きないが，1つひとつ丁寧に考えて，検証する姿勢は大切だと思う．

文献

1) Uramoto H, et al: Comment on 'Simultaneous Stapling of Pulmonary Vein and Bronchus in Video-Assisted Thoracic Surgery Lobectomy'. Ann Thorac Cardiovasc Surg **22**: 196-197, 2016

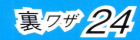

気管支の適切な切離ラインはどこ？

POINT

✓ 右肺上葉切除の場合の適切な気管支の切離ラインは奇静脈に注意する．
✓ 左肺上葉切除の場合の適切な気管支の切離ラインは肺動脈に注意する．

右肺上葉切除

　右肺上葉切除の場合の適切な気管支切離ラインはどこか？もちろん，長すぎず短すぎずというところだろうが，そこには血流とoncological margin（悪性腫瘍の場合）を考慮すべきだ．その2点を担保したうえでさらに大切なのは，実は奇静脈との位置関係である．通常，リンパ節郭清しても奇静脈は温存される（ことが多い）．その昔，右上葉気管支断端が奇静脈の足側に近接し，損傷して，出血，再手術となった症例があると聞いたことがある．たしかに，術中は問題がなくても，自発呼吸下での状況や残存肺の過膨張，気管支の変形，繰り返す咳嗽など，呼吸器外科医の想像を超えうる．

左肺上葉切除

　同様のことは左肺上葉の気管支にも当てはまる．この場合の相手は奇静脈ではなく，肺動脈である．というのも，解剖学的に左は肺動脈本幹が気管支を取り囲むように位置するため，切離ラインの方向によっては左肺動脈に気管支の切離ラインが食い込むように見え，さらに心拍動によって損傷を与えるのではないかと心配になる．このようなとき，筆者は無茎の心膜脂肪織で血管と残存気管支の間に介在物を置き，緩衝するようにしている（裏ワザ28）．また，上葉枝の断端瘻はほぼ皆無なので，やや長めに残すように切離して，周囲の血管に影響が出ないようにしている．この適度な余りは中間気管支管や左主気管支を狭窄することもないので好都合である．

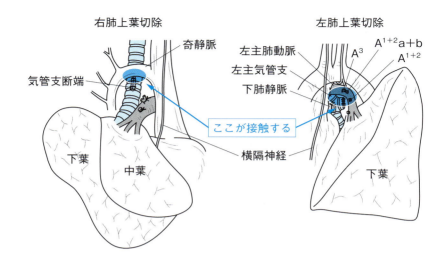

右肺上葉切除

左肺上葉切除

奇静脈

気管支断端

下葉

中葉

左主肺動脈

左主気管支

下肺静脈

A^3

$A^{1+2}a+b$

A^{1+2}

ここが接触する

横隔神経

下葉

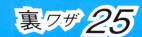

裏ワザ **25**

全摘後の断端瘻，さあどうする？

✔ 気管支断端瘻の二次的合併症に注意する．
✔ 肺全摘術後の気管支断端瘻は致命的な状況になる前に対処するのが基本．
✔ 再手術の時期とアプローチを考察する．

気管支断端瘻とは？

呼吸器外科医にとって気管支断端瘻（bronchopleural fistula：BPF）ほどイヤな術後合併症はない．というのは，BPFによる二次的な合併症である肺炎が引き起こされる可能性があるからである．このときは本当に患者さんもわれわれ臨床家も辛い．瘻孔を通じて口腔内から胸腔内に流れ落ちた細菌が胸腔内で培養されて増殖し，貯留し，膿胸となる．この感染した胸水が逆流性に瘻孔を通じて気道内に戻ってくる．そうすると，それがすべて口腔から排出されれば問題ないが，他の肺に入り込むと肺炎を起こす．いわゆる，医原性の誤嚥性肺炎みたいなものである．誤嚥性肺炎と同じく，低肺機能の高齢者ではさらに危険である．しかも術後である．肺切除の後なので，当然ある程度は肺機能が低下している．肺炎の程度はさまざまであり，また感染する肺も手術と同側肺のこともあるし，対側肺のこともある．コンプライアンスがよいために，健状肺に肺炎が起こることが多い．厄介なことに，この健状肺こそが患者さんの頼みの綱，つまりdependent lungである．

肺全摘術後の気管支断端瘻

さらに厄介な状況といえば，肺全摘の場合である．この状況下でBPFが引き起こされた場合，BPFを通じて生じる対側の肺炎はもう致命的である．このことを考慮して，BPFの兆候があれば急いで開窓術を行い，ガーゼを膿胸腔に詰め込み，胸腔内の膿汁が対側肺に入るのを予防する．そして，抗生

剤などを投与し，時間をかけて肺炎が治まるのを待つ．ゆくゆくは大網や肋間筋などで瘻を被覆し，胸壁を閉鎖する．このようなやり方が先人の経験から考え出されたスタンダードな正しい治療である．生命を助けるためになりふりかまわず，外科医が決断すべきときである．しかし，開窓術は肋骨を数本切離して胸壁に大きな穴が開く，大変侵襲性の大きな手術である．また，瘻孔が大きく，開きっぱなしである場合や，患者の免疫力次第で，膿胸がなかなか治癒しない場合があるので，数ヵ月〜数年開は窓継続，ガーゼ交換継続となる．これは患者にとっても医者にとっても憂鬱である．せっかく肺の手術を決意していただいて，手術をして，またこのBPFのために再度開窓術という手術をして，しかも胸壁に穴が開いたまま通院する患者さんを診ると，なんともやりきれない気持ちになる．そしてそういう患者さんは，たいていお年寄りで，とても人格者が多いような気がする．この開窓術を避ける方法や，瘻孔をなんとか早く華麗に塞ぐ方法は本当にないのであろうか？

▶ さまざまな対処法

　BPFといってもすべて同じ状況では当然ない．BPFの生じた時期，発見時期，性状により治療方針を変えるべきである．術後早期のBPFであれば，胸腔ドレーンを留置したうえでの再手術による気管支断端の再閉鎖も考慮する．糸で閉鎖するだけではダメで，心膜外脂肪などでカバーリングする．しかし，いったん炎症が持続すると組織が脆くなっているため，再縫合しても崩れていくだけである．つまり，難治性肺漏と同じで苦労するだけムダである．瘻孔が1mmくらいの小さな孔であれば，気管支鏡下にフィブリングルーを断端に滴下・散布したりする．しかし，咳で糊が吹き飛ばされて失敗に終わることも多い．であれば，コイルや吸収性のメッシュ片などを孔に埋め込んで，ここを核にして糊をまく．ずっと昔は糊を効果的にまくチューブがなかったため，胃カメラに使う散布チューブを改良して用いて成功したこともあった．多くの施設では気管支鏡で出血したときにトロンビンを散布する細いチューブを2本用意して，2種類のフィブリングルーを交互に散布している．われわれは3つ孔のある細い1本のチューブを使用している．これだとチューブを2本使う必要がないし，スプレーも可能である．肉芽さえ形

成されれば，瘻孔は次第に閉鎖される．問題は瘻孔が大きな場合である．もうこれに対しては基本的に開窓術しかない．胸腔ドレーンは必ず留置し，貯留している胸水は対外に除去しつつ，肺炎の合併症を予防するために，なるべく早い時期に開窓術を行う．肺全摘後のときなどは術側を下にして，すぐに対側の主気管支に挿管する．

実際の症例提示

しかし，実は瘻孔が孔というよりも，staple形成不全で気管支腔が開いてしまったような場合には，開窓術を避けられる可能性がある．つまり，術後比較的早期に断端がまさに大きく「ぱかっ」と開いてしまったような場合である．このような場合，気管支断端の再閉鎖が実は有効なことがある．筆者が経験したのは左全摘術後9日目の気管支断端瘻症例だった．術後比較的早期に気管支断端の1/3くらいの開放が認められた．肺全摘後なので，通常は開窓術の適応である．しかし，気管支鏡で観察したところ，断端は発赤も浮腫もなく，肥厚も強いものでなく，再縫合できそうであった．問題は左の主気管支という部位である．左の場合は気管支断端が大動脈弓の直下に潜っている左主肺動脈断端も隣接している．その炎症が及んだ組織を掘って断端を露出する過程で，さまざまなより重篤な合併症を引き起こしてしまうかもしれない．深い場所の縫合はさらに困難である．また，手術の体位は当然右側を下にする右側臥位になるので，胸水の右肺への垂れ込みによる健側肺の術後肺炎の可能性も出てくる．

逆転の発想

そこではたと思いついた．逆に右側からのアプローチはどうであろうか？もしも右胸腔からアプローチした場合，治療できないかを想像してみた．右側の肺切除のときは通常，気管分岐部のリンパ節郭清時に左の左主気管支を必ず確認する．気管分岐部のリンパ節郭清時と同じ要領で右主気管支を牽引することで左主気管支断端を引っ張り出せないかと考えた．大動脈の下を探るよりはるかに安全なような気がする．左側臥位での手術なので，胸水が右

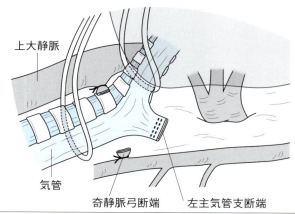

上大静脈

気管

奇静脈弓断端　　　左主気管支断端

右胸腔から左主気管支断端を処理する.

肺へ垂れ込む心配も少ない. 胸腔鏡補助下に気管支分岐部経路で対側の断端を剥離した. 気管分岐部の胸膜を切開すると, 意外にも左主気管支断端は容易に確認できた. 縫合することも可能だったが, 再度staplerにて処理をした. もちろん右肺は換気しながらである. これはウソみたいにうまくいった. まさに逆転の発想である. 術後9日目発症であったが開窓しないで済んだ症例である. この症例を論文にするときに参考文献を探していると, 同じような手技がすでにドイツから報告されていた. その著者は国立病院機構姫路医療センターの宮本好博先生が旧西ドイツのRuhrlandklinikに留学されたときのボスであるWerner Maassen教授だった. 実は宮本先生自身も留学時にその症例を経験されていて感銘を受けられたそうだ. 世界は広いようでとても狭い.

文献

1) Tsunezuka Y, et al: A new instrument for endoscopic gluing for bronchopleural fistula. Ann Thorac Surg **68**: 1088-1089, 1999
2) Tsunezuka Y, et al: Video-assisted contralateral treatment for bronchial stump diastasis after left pneumonectomy. Chest **117**: 884-886, 2000

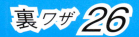

血管と気管支がどうしても剥がれない, どうする？

POINT

- ✓ 血管と気管支がどうしても剥がれないときは一括処理という方法が alternative option として残されている.
- ✓ 学会や研究会での他のチームの発表からヒントを得ることは多い.

❯ 剥離不能の血管

　　呼吸器外科医であれば剥離不能の血管に遭遇する. これは炎症で層が消失しているので, これ以上無理に剥離を続けるとどこかで大出血すると予想できる. この場合, 教科書的には肺門部で血管を確保して勝負というのが古典的だし, 気管支を可及的に剥離, そして牽引, 切開して, とにかく気管支と血管は分離して処理するのが通説であった. 数年前のGeneral Thoracic Surgical Forum（GTSF）で上吉原先生からEn masse lobectomyの講演を聞く機会があった. En masse lobectomyというのは古くて新しい考え方で, 気管支と血管を同時にまとめて切離するという戦術である. 当時の会場では

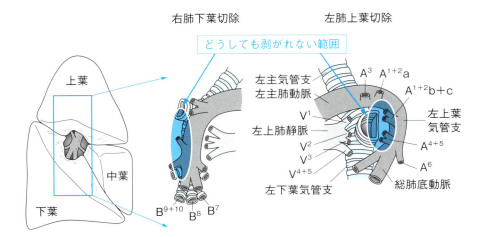

どちらかというと否定的な意見が多かった．それでも先生は症例を積みかさ
ね，論文にまとめられた．結果として，今では1つのoptionとして，少なく
とも一部の呼吸器外科医の中では定着した．

学会の有効活用

　筆者もこの方法で数例施行したが，全例ともno troubleである．逆境をば
ねに自分の意見を貫く行為こそ，時代を切り開くと思う．最近では山口大学
の上田先生のグループが，このEn masse lobectomyに関する基礎的な検証
も報告された．こういうよい意味での連鎖が少しずつ医学を進歩するのだと
思う．若い人は年配の偉い先生の言うことは素直に聞く一方で，逆にあえて
疑って，議論をしつくしてほしいと思う．そのために学術集会はあると思う．

文献

1) Kamiyoshihara M, et al: Pulmonary lobar root clamping and stapling technique: return of the "en masse lobectomy". Gen Thorac Cardiovasc Surg **61**: 280-291, 2013
2) Kamiyoshihara M, et al: Concerning en masse lobectomy. J Thorac Cardiovasc Surg **144**: 284, 2012
3) Murakami J, et al: Simultaneous stapling of the lobar bronchus and pulmonary artery: is it actually dangerous? Interact Cardiovasc Thorac Surg **22**: 671-673, 2016

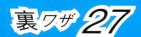

気管支形成での縫合は
どうすればよいのだろうか？

✓ 気管支形成は自分の慣れた方法で行う.
✓ 気管支形成はbiteをしっかりとることを心がける.

気管支形成での縫合は糸の種類, 縫い方で外科医の特徴が出る

　通常の気管支形成術（circumferential bronchoplasty）では, 個人的には4-0prolenを用いるが, 4-0PDSでもMaxonでも, モノフィラメントの糸ならもちろん何でもかまわないし, 3-0を使用する人もいる. 2002年ドイツのフライブルク大学では4-0Maxonを用いていたので, それ以降筆者は4-0系（prolen/SH-1, RB）を用いている. 当時は1本の糸で連続縫合を行っていた. しかし, 連続だと糸と気管支との摩擦で気管支間の緊張があるときはしっかりと寄せきれていない可能性があるため, 数針縫合した後は神経鉤でしっかりと糸をたぐり寄せていた. 人工血管を使用する血管形成でも同じような手技をとる. 連続縫合のほうがすべての糸に同じ緊張がかかり, 力が分散されるため, 結節で一針一針結紮する縫合よりもよいとされていた. 当時肺移植での気管支形成も連続で行われ, とくに問題がなかったからだ. しかし, 口径差がある場合は結節のほうが径を合わせやすいし, 一部連続, 一部結節でももちろんよい（筆者は基本的に1/3連続, 2/3結節にしている）. しかし, いずれにしても後壁（術者からもっとも遠い場所）は連続にすべきではないかと思う. 後壁を連続にする意味は, 縫い終わった後にリークが判明しても処置しにくいことと, 前壁の結節縫合だけでも口径差を合わせることができるからだ. 内腔結紮でももちろんかまわないが, 内腔に結紮糸の玉がいくつも出るのは気持ちのよいものではないし, 粘稠な痰がからまるのではないかという不安がある. 仮にどちらを選択するかと問われれば, 壁外の結紮のほうが自然だと思うからだ（でもどちらでもよい）. しかし, 糸は緩まないよ

うにしなければ意味がない．連続縫合で糸が緩んだときは縫い直すのではなく，一点で余分な糸を引っ張り，ループ状になった糸の根元で糸を結紮する．当時は区域気管支（たとえば上区と下区）をdouble barrelで5-0を用いて吻合し，主気管支に吻合するときは4-0で行っていた．気管に直接吻合するときは3-0を用いていた．身体の大きなドイツ人でも肺葉切除の気管支形成は4-0で行っていたので，気管以外で3-0は必要なさそうである．4-0は3-0よりも細く柔らかいので吻合がしやすいが，絡みやすい欠点もある．

❯ 気管支形成は自分の慣れた方法で

　いずれにしても自分のやりやすい種類，サイズの糸でやれば問題はないようだ．それよりも大切なのはpitchとbite，そして気管支の切り方である．とくにbiteは，5 mm以上はしっかりとらなければ気管支間の緊張がなくても気管支のカッティングが起きるリスクが上がる．縫い方や糸と同様に，気管支切離には気をつけねばならない．気管支を切開するときに断端がガタガタだと，断端面と断端面の合わせが困難である．切り始めは気管支軟骨側か

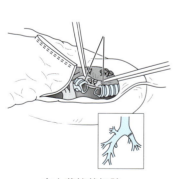

左上葉管状切除

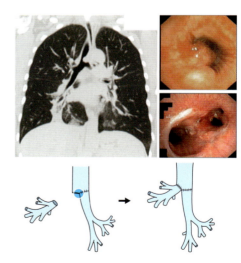

● 分岐部形成のトリミング

ら行う．切離中，気管支が動かないように膜様部側にケリー，もしくはライトアングルを開いて土台にし，メスで軟骨に平行に切離する．Stay sutureの牽引だけでは気管支が動くからである．軟骨に平行に切るのは基本としながらも，その切離ラインをよく考えないと，中葉のスリーブなどでは下葉枝に切り込みすぎてしまうことがあるので注意を要する．区域枝のdouble barrelは縫合難易度が高い．切開したら気管支内を吸痰する．膜様部は少し残し気味にしてはさみで切開する．膜様部をメスで切開するとうまく切れないことがあるからである（何度もメスで切るとためらい傷みたいになってしまう）．また，膜様部を長く残しすぎると，たぐれが内腔に突出することがあり，縫合には注意を要する．緊張のあまりない気管支形成ではstay sutureは基本的に必要ないのだが，同じラインにかけておくことで標識となり，捻って吻合するリスクが減る（捻り吻合予防として気管支切離前にサージカルペンでラインを書く方法もある）．縫い始めは緊張がかかると断裂しやすい膜様部でなく軟骨部から行う．気管分岐部形成では，いったん左を2/3周を気管に縫合した後，右をつなぐために残り1/3の入口部を卵円形にトリミングする方法が縫合糸の緊張を均一にするために優れた方法だと思う．また，言うまでもないことだが，それら技術よりも大切なことは縫いやすい術野を作ることである．肺動脈のテーピングは1本では不十分なこともある．縫合する気管支が視野に入るように十分に血管を剥離してテーピングし，牽引することが必要である．

　筆者の尊敬するClement Price Thomas（Price Thomasがfamily name）が1947年にロンドンのBrompton病院で気管支腺腫に対して世界で初めて気管支形成術を行ってから70年後の現在，気管支形成術は手術数は減少しているものの，依然価値が高く，呼吸器外科医が必ず身につけなければならない標準的手技である．

文献

1) Henle J: A.mammalis lateralis. Anatomie des Menschen: 261-263, 1876
2) Yamamoto K, et al: Surgical Results of Carinal Reconstruction:An Alterative Technique for Tumors Involving the Tracheal Carina. Ann Thorac Surg 84: 216–220, 2007

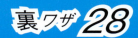

遊離脂肪の寿命は長い？

POINT

✓ 気管支断端瘻の発症からさらなる惨劇を防ぐために介在するものとして，心膜外脂肪組織，肋間筋弁，広背筋弁，横隔膜弁，壁側胸膜，大動脈鞘，大網などの選択肢がある．

✓ 無茎の心膜外脂肪組織は遊離だからといって，すぐに萎縮するとは限らない．

厄介な併発症

呼吸器外科医にとって，もっとも厄介な合併症の1つに気管支断端瘻があげられる．このような厄介な併発症を経験したことがない呼吸器外科医は，神がかり的に手術がうまいか，運がいいか，手術経験がとても少ないかのいずれかであろう．術後合併症というのはかなり減らすことや対策を講じることはできるが，ゼロにすることは永遠にできないのではないだろうか？

気管支血管瘻

さて，この気管支断端瘻になったとき，引き続き起こって致命的になるのは気管支血管瘻である．つまり，まず創傷治癒が悪く，気管支断端に孔が開く．そうするとそこに喀痰が貯留する．さらにその局所の創傷治癒が増悪する．そして感染する．気管支と伴走する構造物は解剖学的に肺動脈である．そうなるとその感染が肺動脈に及び，肺動脈瘤となる．そして瘤が破裂し，ある瞬間喀血する．喀血によって噴き出した血液は先程のルートの逆，つまり今度は肺動脈から気管支断端瘻の孔を通って気管支に戻る．だから喀血という状況になる．そのときはものすごい勢いで出血し続けるので，気道が血液で充満され窒息するという悲惨な状況になる．想像しただけで恐ろしい．最近では「異状死」ガイドラインというのもあって，他の病院に緊急搬送されたときなどは，検死，司法解剖，警察への対応，家族への対応，院内での

報告と，もう大変である．こういう状況になれば誰でも泣きたくなる．

気管支断端と肺動脈との間に何を置くか？

　このような気管支にもし孔が開いたときに，事態をより増悪させないように気管支と肺動脈の間に予防的に介在物を置くことがある．もちろん，何も置かないという強者の術者も意外と多い．介在物として何を留置するか？これは気管支断端瘻の予防のために断端を被覆する組織のことである．この組織として，心膜外脂肪組織，肋間筋弁，広背筋弁，横隔膜弁，壁側胸膜，大動脈鞘，大網などの選択肢がある．この中でもっとも手軽に扱えるのは心膜外脂肪組織である．当然，他の組織と同じように心膜外脂肪組織を利用するとき，通常は有茎である．

無茎でOKなのか？

　しかし，諸家から無茎の心膜外脂肪組織の有用性が報告されている．はたして，無茎の心膜外脂肪組織でよいのであろうか？無茎だと血流がないから，カチカチになって脂肪が干からびたマンゴーの皮みたいになりそうだ．気管支断端瘻はたいてい術後3ヵ月以内に発症するので，この脂肪は3ヵ月くらい，介在組織として機能してくれればよいのではないだろうか？無茎の遊離脂肪組織は，いったいどのくらいの期間，気管支断端の被覆もしくは肺動脈の介在物として存在するのであろうか？CT経過をみていると，なんと1年以上も存在している症例もあったから驚きである．脂肪の容量もさほど減少していない．

なぜ遊離脂肪組織は生きているのか？

　なぜ，無茎で血流がないのに生着しているのであろうか？筆者は脂肪の生命力がその鍵ではないかと勝手に推測している．そもそも脂肪は血流に乏しく，いわばほぼ死んでいる組織である（なんか『北斗の拳』のようですね）．実際に採取して1時間くらいどこかにポイと置いておいても，ほぼ色

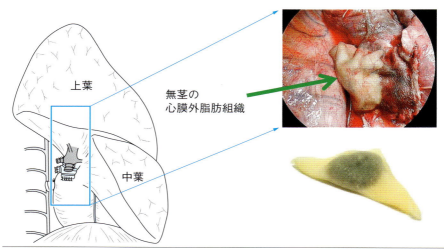

無茎の
心膜外脂肪組織

上葉

中葉

八橋にそっくり

やvolumeは変わらない．これは肋間筋と明らかに違う．

　肋間筋は血管を温存して大切に胸壁に置いておけば問題ない．しかし，たとえば胸壁合併切除などの際，胸壁＋腫瘍＋肺を一塊にして切除する．そして術直後に検体を整理しようとしたとき，なぜか肋間筋は悲しいくらい，薄暗く，その形も変わり果てている．切除によって血流が途絶したせいである．慎重に肋間筋弁を作製しないと，肋間動脈に損傷が起き，同じような色になって使い物にならなくなる．もちろん，原因は血流である．一方，前述したように無茎の遊離脂肪は異常に元気である．どう見てもそう見える．

▶ フグの生命力

　少し話はそれるが，イワシを釣ってその辺に置いておくとすぐに死んでしまう．海水が入ったバケツに入れていると必要以上に元気に飛び跳ねてくるくる回って，そして疲れたのか，だんだん弱ってくる．一方，フグは海水が入ったバケツに入れると死体のようにじっとしている．フグの目は何か不吉である．何かを狙っているように見える．獲物を狙っているサメの目と同じだ．冷静沈着だ．イワシのようにムダな体力は使わない．じたばたしないの

だ．何も考えていないだけかもしれない．海の中ではあれほど餌をつっついて暴れていたのに，バケツでは観念しているかのように見える．バケツがないときにその辺の堤防に放っておくと，だんだん水分が蒸発して干からびて，ほとんど死んだように見える．もう完全に死んでしまったのか？　釣りに夢中になって忘れていた，すまんすまんと海に戻してあげると，腹を水面に向けている．やはり死んでしまったのか？　申し訳ない気持ちでいると，あれ？　不思議．あんなに干からびて乾燥していたフグがくるりと反転して海中に深く潜って泳いで逃げていく．腹を上にしていた時間は徐々に身体に水分を取り戻す時間だったのだ．よく見ると，フグは脂肪のべたっとしたような，ぬっぺりとした顔立ちだけど，肋間筋は以外に細くてイワシみたいである．

推　測

　少し話がそれたが，無茎の遊離脂肪はなぜ生着しているのであろうか？　血管吻合もしないのに，なぜ元気なのだろうか？　そのもう1つのヒントは胸腔という環境にあるのは間違いない．胸腔内には術後もある一定期間，それなりの胸水が貯留し，その胸水が培養液のような役割を担って，その心地よい湿度と温度環境下で周囲の液体から栄養を補給されているのではないのだろうか？　よく考えると大網も脂肪なので理にかなっている．さらに無茎であれば採取は簡単なうえに，緊張もかからず，場合によっては結紮も不要（留置するだけ：八つ橋法）である．いかかであろうか？

文献

1）Uramoto H, et al: Is the Isolated Pericardial Fat Pad Sufficient to Cover the Bronchial Stump and Separate the Pulmonary Artery in Order to Prevent Bronchopleural Fistula in Patients with Lung Cancer? Anticancer Res **36**: 2385-2389, 2016

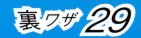

不全分葉に対する手術INTACTとは？

POINT

✔ 不全分葉に対する気管支先行処理（INTACT）を習得する．
✔ 不全分葉に対するICGの応用により気管支先行処理を回避できる．

▶ 不全分葉肺に対する昔の手術

　不全分葉に対する胸腔鏡下肺葉切除の方法は奥が深い．実は完全な不全分葉は少ない．なんとなく葉間の位置は癒着した胸膜の溝や線などで大体わかるものである．しかし，それがわかったからといって両肺葉胸膜が剥離分離できるとは限らないので，ここではこの場合も広義の不全分葉とする．昔はここら辺が葉間でないかな？　と思われる部位の肺を電位メスなどで掘り，肺動脈を出して行っていた．きわめてまれな完全不全分葉でない限り，たしかに開胸すればさほど困難な手技ではないが，不全分葉での肺動脈は通常より深い位置にあり，掘った肺組織を修復するのが面倒である．とくに気腫性肺ではエアーリークのコントロールが困難だ．ここからなんとか葉間を掘らないで行うにはどうすればよいかという発想が出る．

▶ 葉間を一切触らないINTACT

　INTACTとはintralobar no-touch access techniqueの略称である．意外にも，欧米では分葉肺でも肺門からの一方向アプローチだけで手術を行っている施設が多かった．当時，上司の小田誠先生と最後まで葉間を触らない術式を系統立ててネーミングした（みなさん無意識に手術されていたかもしれませんが．いわゆるhilum first, fissure last approach）．当時は，肺血管をすべて処理し気管支先行処理を行ったうえで，最後に気持ちよく葉間をstaplerで一気に切っていた．たとえば，右上葉切除では肺門で肺静脈切除をし，肺門から次々に肺動脈（Tr.sup, A^3b）を切離していくと，Asc. A^2も胸腔鏡下

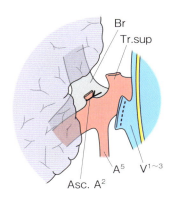

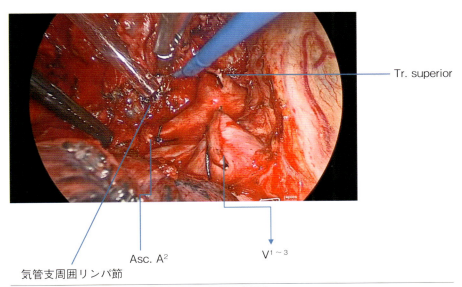

右上葉切除：肺門から Asc. A^2 を処理し，気管支を出す

手術では肺門からの処理が可能である．A^6 から分岐する A^2 までを処理する
こともできる．その後は上葉気管支を処理（背側の胸膜を剥離し，#11s リ
ンパ節を確認しておく）し，最後に含気虚脱ラインを参考にして（参考にな
らない場合も多くある），葉間を切離する．左でも同じで，上葉切除の場合
は肺門前方から，下葉切除の場合は背側肺門から，順次，血管，気管支を処

理すればよい．当然だがこの方法は他の肺葉でも可能である．上中葉切除な
どでも，肺門からA^5，A^4の処理も可能であるので簡単である．肺の内側深
くのぞいて見ることができる胸腔鏡下手術のなせる業である．INTACTでな
くても不全分葉の肺葉切除の手術は可能である．気管支を残した形で，葉間
切離を最後にせずに，途中に入れてももちろん構わない．たとえば左上葉切
除の場合，肺門から上葉気管支と下肺静脈の間を剥離していき，葉間の肺動
脈を同定，剥離する．その下縁でライトアングルを挿入し，先端の位置から
葉間を推測して肺表面にマーキングし，そのマークを参考に，いったん舌区
と下葉間をstaplerで切離する．そして肺門側から見て肺動脈の末梢から本
幹をとらえて，分岐肺動脈を肺門から処理していくか，切離した葉間から，
少しだけ見えている肺動脈の鞘を剥離し，A^6側へトンネリングし，staplerで
完全に葉間を切離する（いわゆるfissure first, hilum last approach）．
INTACTが困難だと感じたなら，この方法でももちろん構わない．よりやり
やすい安全な方法で行おう．

▶ 最近の不全分葉肺に対する手術

　　現在では，気管支先行処理をしなくても，すべての血管処理をしさえすれ
ば，ICGを使用すれば血流のない葉間ラインが描出されるので，気管支より
も先行して葉間を正確に切離することができる．そうすると通常の術式と同
じように，気管支周囲リンパ節郭清を広範囲に（上葉であれば中間幹から），
en-blockに行うこともできる（en-block郭清が予後を改善するという意味で
はない．郭清がしやすいという意味である）．しかし今考えると，当時は完
全不全分葉肺では含気虚脱ラインは出せないので，ICGを使わない葉間切離
ラインは残存肺葉側に切り込んでいた．腫瘍が存在する肺葉の切り残しを避
けるためだ．葉間ラインの設定がいい加減といえばいい加減だが，手術では
なにごともその時代の限界，自己満足で決まるものがある．

文献
1) 常塚宣男ほか：高度葉間不全分葉や肺気腫を伴う肺癌に対する葉間アプローチを行わ
ない胸腔鏡補助下肺葉切除術．胸部外科 **60**: 202-206，2007
2) 常塚宣男ほか：気管支周囲リンパ節腫大を伴う不全分葉肺に対する胸腔鏡下肺葉切除
術．胸部外科 **70**: 94-99，2017

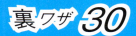

不全分葉に対する手術 T-BIT とは？

✓ Broncho-vascular bundle内のリンパ節が腫脹している場合の不全分葉に対するT-BIT手術を習得する.

✓ 区域気管支の処理を行った後，リンパ節郭清し，葉気管支処理をする.

不全分葉肺に対する胸腔鏡下手術の欠点

　　鏡視下手術とはモニターを見て行う手技だが，視野は基本的にはスコープポート1方向からのみである．小開胸ほどではないが，どうしても見づらい箇所が出てくる．もちろん，スコープを他のポートに入れ換えてから見れば死角も減少するが，何度もスコープを入れ換えるのは煩雑である．大きな開胸創ではさまざまな方向から肉眼で解剖を確認でき，直視下の作業なため，リスクのある処置や思い切った手技が施行可能である．たとえば不全分葉肺の鏡視下手術で困ることの1つとして，気管支に隠れたリンパ節の存在がある．Broncho-vascular bundle内のリンパ節（とくに切離したい葉気管支と肺動脈との間にある大きなリンパ節）が腫脹している場合，不全分葉だと気管支が邪魔でリンパ節の状況が確認できない．とくに，気管支の後ろの肺動脈にリンパ節の癒着やしみこみがあった場合，大変危険である．無理にリンパ節を剥がそうとするとリンパ節が壊れ，炎症性のものだと肺動脈損傷から大出血する危険性すらある．開胸では肺動脈を容易にクランプでき，止血しながら肺を切っていくこともできるが，鏡視下手術ではそうはいかない．ここで開胸にコンバートしてもよいのだが，しかしなんとか鏡視下手術で行いたい.

葉気管支をまずは残しておくT-BIT

　　ここで筆者はT-BIT（temporary bronchus incision technique）という手技を改めて提唱した．改めてと言うのは，普段開胸手術では無意識に行ってい

左上葉切除

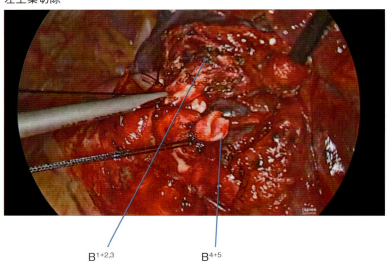

B^{1+2,3}　　　　B^{4+5}

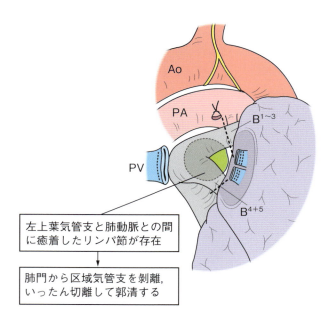

左上葉気管支と肺動脈との間
に癒着したリンパ節が存在

↓

肺門から区域気管支を剥離，
いったん切離して郭清する

る医師もいるだろうと推測するからだ．T-BITは切離目的の気管支を無理に確保せず，いったん末梢の区域枝を切離して，肺動脈と葉気管支根部にあるリンパ節をあらわにし，リンパ節郭清を行う．その後，葉気管支を改めて切離する方法である．たとえば不全分葉肺での左下葉切除の場合，背側からのアプローチとなる．下葉気管支と肺動脈本幹の間にリンパ節があり，どうにも下葉気管支にテーピングができない場合，下肺静脈を切った後，気管支鞘を背側から剥きあげて，いったんB^6と底区域気管支で切離すれば，邪魔になっている気管支がなくなり，リンパ節と肺動脈の関係は容易に背側から観察できる．ゆっくりと肺動脈とリンパ節の関係を認識しながら，リンパ節郭清することが可能である．左上葉も同じである．左上葉は肺門からのアプローチとなる．上肺静脈を切離，できればA^3を切離し，上葉気管支を出す．上葉気管支の奥は肺門から見れば肺動脈である．通常は上葉気管支根部で気管支を確保することが可能であるが，そこに大きなリンパ節が存在すると確保が困難である．その場合は上区，舌区で別々に気管支を切離し，根部側の気管支断端を手前に牽引すれば，気管支と肺動脈との間のリンパ節郭清は安全に可能である．開胸ではこんなにまどろっこしい方法はしないし，できない．せいぜいが，少しずつ葉間らしきところを端から切っていって，葉間の肺動脈を出して，真上からリンパ節郭清する方法しか考えられない．肺を大きく牽引しないと肺の下（内側）の解剖はわからないからである．鏡視下手術はスコープを潜り込ませることで深い場所の構造もわかる．大きな長所である．

急がば回れ

　肺葉切除での気管支切離では必ずしも最初から葉気管支を切る必要はない．葉気管支が切れない場合，切ると危ないと考えられる場合は，いったん区域気管支を出して切り，切除肺の可動自由度を高めて郭清などを行い，改めて葉気管支を切離する．こういった方法は急がば回れの方法で，手術時間が長くなるようでいて，かえって安全に短時間で行うことができる．

文献

1）常塚宣男ほか：不全分葉肺に対する完全胸腔鏡下肺葉切除手技―T-BIT（temporary bronchus incision technique）の有用性について―．日本呼吸器外科学会，2016
2）常塚宣男ほか：気管支周囲リンパ節腫大を伴う不全分葉肺に対する胸腔鏡下肺葉切除術．胸部外科 **70**: 94-99，2017

驚きの論文

Ayabe T, Shimizu TM, Tomita M, Yano M, Nakamura K, Onitsuka T: Emergent completion pneumonectomy for postoperative hemorrhage from rupture of the infected pulmonary artery in lung cancer surgery. Case Rep Surg 2011: 902062, 2011

　残肺全摘という術式は経験豊富な呼吸器外科医でも緊張する，難易度の高い術式である．この論文のタイトルはemergent completion pneumonectomyである．しかも，rupture of the infected pulmonary arteryである．このような状況になった場合の治療は時間との勝負である．はたしてどれくらいの施設が，まず救命しようとして，患者さんや家族の同意の後に手術室まで搬送できるだろうか？　この症例は74歳の男性で，術後6日目に突然の出血にて再手術されている．普通なら，この再手術にて，この手術にかかわった医療スタッフは疲労困憊しているだろう．しかし，これでは終わらなかった．2回目の手術から3日目に，またしても出血したのだ．緊急的に人工心肺を回して胸骨正中切開で挑んだ．原因は感染した肺動脈であった．膿胸併発のために再度手術を要したが，無事退院され，なんと7年間無再発生存（綾部先生の話では今も，つまり，なんと術後12年間お元気）ということである．最近では，一般病院はもちろん，大学病院も診療科別の縦割り構造になって，さらに診療科内でも専門領域が狭くなっているが，外科医局の底力を見た感がある．筆者は京都でのある学会のときに，直接，綾部先生に本論文に関していくつか質問したことを思い出す．勇気をもって再手術を決心せねばならないと思わせる論文である．

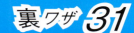

葉間に存在するVX^{4}やVX^{6}を意識しているだろうか？上葉へのaberrant V^{2}は？

POINT

✓ 右上葉切除の葉間に存在する静脈，aberrant V^{2}を把握する．
✓ VX^4，VX^{6}の存在を意識した術前検査，術中把握．

右上葉切除におけるイヤな肺静脈とは？

　3D-angiographyが活用されている時代とはいえ，術中に肺静脈の分岐を考えながら手術は行うことは重要である．つまり，重要なのは，右肺門で上葉への肺静脈だと認識した静脈が，葉間の見えない部位から中葉へつながっているかもしれない，また背側から上葉へ肺静脈が来ていることがあるかもしれないという意識である．Central veinから分岐している太いVX^{4}やVX^6，aberrant V^{2}の存在である．Aberrant V^{2}は中間気管支幹から左房へ流入する走向をとるため，背側の剥離で静脈があるかもしれないことを意識していれば，とくに問題はない．造影CTでも認識可能である．太いVX^{4}やVX^{6}が存在するときは要注意である．とくにVX^{4}の存在を知らないで肺門のみ剥離し，上葉からの肺静脈だと思ってV$^{1\sim3}$を切離すると，中葉からの肺静脈の大部分を切離することになり，中葉がうっ血することになる．右上葉切除において，minor fissureが完全に分葉していなくても，上肺静脈をある程度末梢まで剥離すれば，胸腔鏡で分岐する肺静脈を肺門から観察して上葉からの枝か，中葉からの枝かを認識することは可能である．中葉からの肺静脈の存在を疑った場合，肺静脈を肺門で切離することをやめる．3葉合流部で肺動脈を出すことが可能であれば，A^{2}aの上に乗る肺静脈の存在が確認できるため，肺動脈とともに葉間を走る肺静脈も剥離していけばよい．中葉へ交通する肺静脈の存在が明らかになる．完全不全分葉でなければ，ある程度の葉間ラインはわかるので，肺静脈を肺から落として葉間を先行切離してもよい．

❯ VX⁴やVX⁶の存在を意識して手術してみよう

　　Dr. Yamashita 著の "Roentgenologic Anatomy of the Lung" によると，中葉への静脈で V^2 や V^3 と関係しているものが37％程度存在する．これは肺門から分岐する中葉への静脈が V^5 のみであった場合，central vein の末梢から中葉へ分岐する枝が比較的多く存在していることを示している．下葉への枝は VX^6 である（たまに，V^4X とか V^6X とか，誤って言及されている）．Minor fissure が剥離可能な場合，central vein から何本もの細い VX^4 が存在しているのがよく確認できる．ここを，その存在を知らずに電気メスなどで切っていくと思わぬ出血にみまわれる．最近は stapler をルーチンで葉間切離に用いる呼吸器外科医が増加しているから，その存在自体を知らない医師もいる．原則的にはこれらの静脈は残すべきだなのだが，細ければ切離してもよい．しかしながら，これが太いと前述したように上中葉切除を余儀なくさせられる．中葉からの肺静脈が肺門で細いと感じられるときは要注意である．

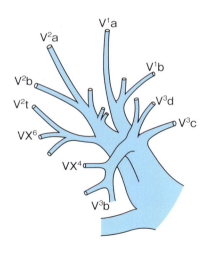

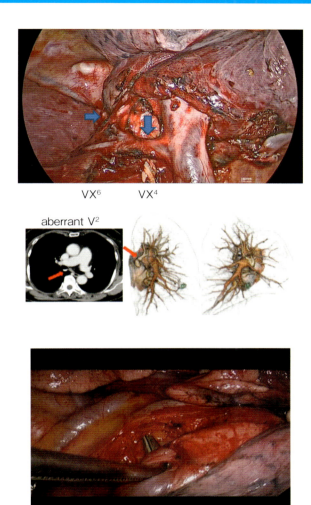

VX⁶　　　　VX⁴

aberrant V²

背側を走る aberrant V²

▶ 肺癌の手術でのVX⁴やVX⁶

　肺癌に対する上葉切除のときは，やはりcentral veinを中枢側で切離したほうが癌の手術としてはよいのではないかと思われる．細いVX⁴やVX⁶のために太いcentral veinの本幹を残すというのは，本末転倒のようである．区

域切除でdrainage veinを解剖学的に残したほうがよいという意見があるが，やはり癌の手術ではdrainage veinは切離すべきだろう．肺葉内では，血管は網目のようにすべてつながっている．よほどのことでない限り，肺動脈からの血流は隣接区域の肺静脈へバイパスされる．ある程度太いときは肺門での上葉への肺静脈をクランプして放置し，うっ血をみるという手もある．分葉がある程度良好なときはminor fissureを剥離する癖をつけたい．Staplerは安易に使用せずに，これらのVX^{4}やVX^{6}を出すよう努めていれば血管剥離技術も向上する．Central veinに限らず，肺静脈を出血させずに末梢まで剥離する技術は，ぜひ習得すべきだ．

文献

1）Yamashita H: Roentgenologic Anatomy of the Lung, Igaku-shoin, Tokyo, 1978
2）Tsunezuka Y, et al: Subsegmental pulmonary vein V^{6a} from independent aberrant segmental vein V^2 posterior to the bronchus intermedius. Eur J Cardiothorac Surg 42: 751, 2012

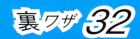

術後肺捻転の予防方法は？

POINT

- ✔ 術後肺捻転は，とにかく予防が大切である．
- ✔ 術後の血行障害ほど，怖いものはない．

▶ 術後の血行障害

　若いころ，消化器外科で手練を積んだ．怖い病気があった．腸閉塞，なかでも絞扼性イレウス（「プロフェッショナル 仕事の流儀」を見た後に書けば，こんな文体になる）．何が怖いかといえば血行障害，つまり時間との闘いである．どんどんseptic stateに患者は近づく．全身状態の把握，必要な検査のオーダー，上司への報告，麻酔科への連絡，手術室への緊急手術の申し込み，家族への説明，そして手術をとにかく急ぐ．そして壊死に陥った腸管を切離する．同様に血行障害といえば，上腸間膜動脈閉塞症，上腸間膜静脈血栓症なども，術前，術中，術後と苦しかった思い出ばかりである．

▶ 肺軸捻転？

　一方，呼吸器外科では肺塞栓が怖い．しかし，手術適応になることは意外に少ない．手術，とくに術後早期の再手術の絶対的適応となりうる疾患，術後肺軸捻転ほど怖いものはない，と先輩に教わった．教わったというのは，実は自分で経験したことはない．以前，右肺上葉切除をしたときのことである．術翌日にX線で透過性の低下を呈し，気管支鏡では中葉枝の入口部が魚のくちばし状になり，粘膜は発赤し，その奥ではファイバーが通過しない．CTでも無気肺になっている．これは以前，先輩から教わった怖い病気，肺軸捻転かもしれないと思って急いで緊急手術したら，ただの中葉の無気肺だった．つまり，過剰診断である．しかし，血行障害は時間との闘いなので，最悪の事態だけは避けたかった．呼吸器外科では術後，間質性肺炎の急

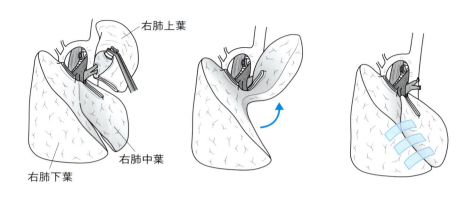

右肺上葉

右肺中葉

右肺下葉

性増悪，気管支断端瘻，膿胸など，catastrophic な状況に陥ることがあるが，肺軸捻転の救命率はけっして高くない．

　そもそも，なぜ起こりうるのだろう？ 肺靱帯の切離，縫合方向を考慮しない気管支切離，長い中葉気管枝，残存肺の確認の不足など，要因はさまざまである．そして，診断には気管支鏡，CTなどがあるが，確定的な方法はない．つまり，臨床医が疑うほかにないのである．しかも，時間との闘い．当然，他の患者さんも気になるし，外来もあるし，他の手術もある．患者さんへの説明も難しい．上司や麻酔科医への情報提供も必要だろう．外科医にとって2回目の手術は，すなわち1回目の手術のなんらかの不備を，暗に意味する．できれば避けたい．それでも患者さんを大切に思えば，前述のように，どこかで決意しなければいけない．辛い状況である．

何より予防

　このような辛い状況にできるだけ陥らないためには，当たり前だが，予防が何よりも大切である．術中，手術を終える前に肺葉（主に中葉の場合が多いと思うが）が捻転すること（90°以上の捻転で血行障害をきたす可能性あり）を危惧した場合，本来の位置に肺葉を戻し，どうするか？ いくつかの方法がある．

　残存肺葉の葉間を針糸で縫合する方法，bioglue で接着する方法，collage fleece と縫合を組み合わせる方法などである．この場合の問題は，縫合する

と術後，過度の咳嗽でその部分が裂傷する恐れがあること，またbioglueだけでは接着の確実性に乏しいことである．Absorptive sheetとfibrin glueを併用した方法であれば，確実なうえに簡単で縫合も不要である．8,000円（absorptive sheet）と15,000円（fibrin glue）の料金はかかるが，術後，肺捻転になり再度ICU入室，手術になる事態を考慮すれば安いものである．

文献

1) Uramoto H, et al: Simple prophylactic fixation for lung torsion. Ann Thorac Surg 90: 2028-2030, 2010

驚 き の 論 文

Groth SS, D'Cunha J, Rueth NM, Andrade RS, Maddaus MA: Mediastinoscopy-assisted minimally invasive closure of a bronchopleural fistula: A new technique to manage an old problem. J Thorac Cardiovasc Surg 140: 244-245, 2010

　気管支断端瘻に対する対処法はさまざまな方法が考えられる．保存的に経過を追う場合や，内視鏡的に処置をする場合，開窓術をしなければならない場合，再手術による気管支断端の処置をする場合などがある．再手術はとくに困難を極めることが多い．被覆に使う材料をどうするか，どのアプローチを選択するかも大切である．初回手術と同側からか，正中からか，傍正中からかなどが選択肢にあがる．また，本書の「裏ワザ25」のように，左全摘後の気管支断端瘻に対し右からのアプローチを選択する場合もあるだろう．この論文では驚くことに頸部アプローチを選択している．タイトルにあるようにmediastinoscopyを用いている．発想をずらす考えと，困難が逆にチャンスを与えたのかもしれない．しかも，彼らはcadaverで準備している．本当にこの術式，アプローチを実地医療で採用できるのか，可能なのかは別にして，このような方法があるということを知っておいて損はない．

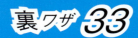

肺の圧排で気をつけることは？

POINT

✓ 肺は要するに豆腐のような臓器である.
✓ 肺を点で圧排するのではなく，できるだけ広い面で圧排する.
✓ 可能であれば圧排すらしない.

肺の扱い方

　呼吸器外科医にとって，もっとも大切な臓器は当たり前だけど肺である.肺は豆腐のような臓器である.肺の手術後のair leak test（とくに気胸）は肺を圧排して確認する.とくに胸腔鏡下手術のときは細い綿で残存肺を圧排することになる.このとき，注意することは肺をできるだけ愛護的に扱うことである.つまり，肺を圧排するのでなく，カメラの通り道（視野の空間）を作ってあげるつもりで，胸壁に綿の先端を当て，柄や面で（2本の道具で面ができる），肺を圧排することが重要と思う.豆腐をつかむと豆腐は簡単にくずれるけど，箸の柄を使い抵抗を減らして大きくつかむと簡単につかめる.あの感覚である.つまり，点，ポイント（綿の先端）で圧迫するのではなく，できるだけ面で軽度に圧排するという意識（金魚すくいのコツと同じように角度と面は大切）が重要である.というのも，気腫性肺や間質性肺疾患の症例では，air leak testのために使用した成毛式ソラココットンでさえも簡単に肺損傷をきたす.これでは何回やっても手術が終わらないというわけである.

　たとえ，術中air leakが生じなくても，臓側胸膜の損傷をmicroレベルで引き起こしているのではないかと思う.したがって，術中air leakがなかったにもかかわらず，術後しばらく経て，術後の肺瘻を生じた経験をもつ外科医は多い.「そんな簡単に肺なんて裂傷しないでしょう」という人は幸せな人である.炭坑労働者（鉄の街，北九州に多い）やヘビースモーカーの肺は

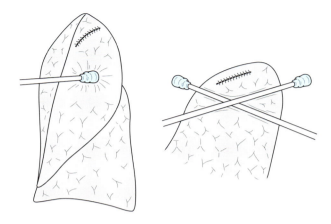

石のように固く，そして肝臓のようにブヨブヨしている．したがって，本当に危険な肺を見たときは閉鎖ドレーンに接続して，もはや圧排すらせず，できるだけnaturalな状態（裏ワザ34）でair leak testをするほうが，より肺には優しい．

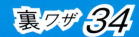

肺を抑える air leak test は
自然な状態で行おう

POINT

✓ 従来の生理的食塩水を用いた air leak test は，ある意味で不自然な状態の
　ときがある．

✓ 閉鎖空間でのドレーンによる air leak test は，より自然な状態である．

▶ Air leak test

　　肺切除の手術を終えるとき，通常は air leak test をする．温かい生理的食塩水や水を入れて肺を潜水させ，空気漏れをチェックする．Air leak test などまったくしないという考えの方もいるし，たとえ air leakage があっても，そのまま対処せずに放置して閉胸するという強者もいる．しかし，一般的には air leak test をする外科医が多いと思う．なんらかの手段で air leak のない状態にして手術を終える．それにもかかわらず，手術直後から air leak が出現することもある．ある医師は抜管のときの強い咳嗽によって air leak が出現したとか言って，麻酔科医の責任にしたりする．しかし，それを予想しなかった外科医に責任がまったくないとは言えない（かもしれない）．また，術後も air leak なく，胸腔ドレーンを抜去して，数日経って，あれ不思議？残存肺が著明に虚脱する症例もある．そもそも，air leak がないことを確認したのに，なぜ明らかな air leak が発生したのだろう？

▶ なぜ，air leak が発生？

　　術後の強い，過度の咳嗽が本当に原因なのか？ 胸腔ドレーンを抜去する際に，なぜか周囲の fibrin glue や fibrine なども一緒に引き抜かれて，air leak が発生したのか？ いくつかの考慮すべきことはあるであろう．しかし，そもそも本当に術中，air leak はまったくなかったのだろうか？

　　実は術中にその原因となる minor air leak を発見できず，air leak なしと判

断していたのではないだろうか？　そう思うのはair leak testの仕方に疑問を
もったからである．通常は生理的食塩水を胸腔内に入れてair leak testをす
ると思う．術者は当然，できるだけ肺を整えて生理的な状態に近づけるが，
ある程度の圧排は必要であろう．この際に，下手をすると末梢の細気管支を
押さえ，この箇所が無気肺になって適切なair leak testができない可能性が
残る．これは肺腫瘍の手術の場合だけではなく，気胸でもそうだし，まして
や狭い空間で行うTS（裏ワザ48）では，その可能性は少なくとも理論上で
は上昇する．

閉鎖空間でのドレーン

　したがって，筆者は適正なtestができないと判断した場合や，再手術など
でair leakに慎重になる場合は，閉鎖空間でのドレーンで確認するようにし
ている．長い間，施行されてきて，これからもそうされると思うが，このよ
うに肺を押さえるair leak testそれ自体が，実は不自然な状態であることを
認識することは肝要と思われる．さらに言えば，加圧する空気の肺への分配
（麻酔科医からの圧）と実際の自発呼吸とでは，肺への空気の流入と圧はや
や異なるのは自明である．この中間のやり方として，wound retractorを少
し緩めて空側に牽引し，胸腔内は水で充満させ，bubbleがないことを確認

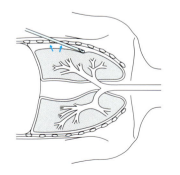

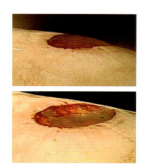

ドレーン挿入部以外の
箇所は最初は
陽圧がかかり，
テープが膨張する

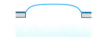

やがて陰圧がかかって
内腔に引き込まれる

する方法もある．この場合は，port孔から空気が引き込まれないように指で簡易的に塞ぐか，テガタームを貼付する必要がある．

文献

1) Uramoto H, et al: Natural air leak test without submergence for spontaneous pneumothorax. J Cardiothorac Surg **6**: 165, 2011

驚きの論文

Nagayasu T, Tagawa T, Yamasaki N, Tsuchiya T, Miyazaki T: Successful management of severe pulmonary artery injury during mediastinoscopy. Gen Thorac Cardiovasc Surg 59: 73-76, 2011

　現在はEBUS全盛の時代である．したがって，縦隔鏡の手技を目にしたことがない呼吸器外科医も多いと思う．かつて縦隔鏡は縦隔リンパ節の確定診断において非常に重要な意味をもち，実際に盛んに実施され，そしてその価値が認められていた．その精度やpitfallは多くの論文に詳細に記載されている．本論文はその縦隔鏡で主肺動脈を損傷し，その修復をして救命できた症例である．縦隔鏡が挿入されたまま搬送されている．人工心肺装置をスタンバイして手術にのぞみ，4cmの裂傷を修復している（結果として人工心肺装置は要していない）．このような事態から救命するとき，まさに呼吸器外科医の経験と知識を総動員（しかも短時間で）しなくてはならない．いわゆるセカンドチャンスはない．標題にsuccessful management of severe pulmonary artery injuryとあるので，成功しないかもしれないと術前は筆者も思っていたのかもしれない．このような報告は，この緊急性を要する局面に挑む勇気，アプローチ，局所の処置（局地戦），そしてチームの実力を如実に示している．

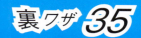

術前にしみこみリンパ節がわかる？

✔ 通常の手術中に，しみこみリンパ節に遭遇すると厄介である．
✔ リンパ節がなんとなくべっとりしている印象をもった場合は，minIPを再構成という方法もある．

› Skeletonize

　違う分野でそれなりに活躍してきた医師が呼吸器外科医として参入することがある．本人に，「なぜこっちの世界に来たの？」と聞いたことがある．というのは，その先生はそこまでがんばって，その分野ではそれなりに有名で自信もあるだろうし，そっちのほうが楽だろうし，外科医として食っていけるのに，と思ったからだ．それに筆者には，たぶんこっちの世界（呼吸器外科）のほうがやや厳しいのでは？ と素直に思えたからである．彼が言うには，「手術の美学が違う」ということだ．呼吸器外科の（skeletonize）という概念に魅了されたからだという．Skeletonizeというのは（～を骸骨にする）という意味があるが，呼吸器外科的に用いれば，その手術の一歩先の構造物を想定しつつ，安全に，しかも皮一枚を残しつつ（Schicht：ドイツ語で層という意味．最近Schichtって言葉使わなくなったなあ），剥離を進めるという戦術である（そういえば昔，appleのスケルトンっていうのがあったなあ）．

　この答えを聞いて筆者は大いに納得した．たしかに，心臓外科や腹部外科で修練した際に先輩からこの言葉を聞いたことは，不思議とない．一方，呼吸器外科では，「その奥は気管だよ」とか，「鎖骨下動脈があるよ」なんて，よく言われたものだ．とくにリンパ節郭清（ここに美学を見出し，思い入れの深い術者が実はとても多い）の際は重要と思われる．通常，リンパ節郭清というと，縦隔のことを想像しがちだが，本項では肺門のリンパ節について言及する．

血管から剝がれない

　呼吸器外科の手術中で一番怖いのは肺動脈からの出血である．巨大腫瘍とか，extra nodal lymph node swelling の場合は，術前から気合が入る．この場合は，血管形成の可能性などを含め，ある程度の危険性なども，もちろん患者さんに十分に説明しているであろう．しかし，本当に厄介なのは，普通の手術と思って手術していたら，あれあれ，まったく肺動脈が剝離できないときである．剝離しようとすれば，肺動脈に張力がかかり，捻じれ，外膜が牽引される．もう破れそうである．こういう場合の原因の大半は，いわゆるしみこみリンパ節（しみこんでいるリンパ節）である．厄介なことに左肺上葉切除のときに多い（気がする）．外科医といえども，手術だけで仕事が終わるものではない．他の医師と同様，病棟業務はもちろん，会議や出張，いろいろなしがらみの中で生きている．時間は迫るが，手術は進まない．こういうとき，どうするか？という問題は別の機会に回したい．そもそも，術前になんとかこういうしみこみリンパ節の予測ができないのか，というのが長年の疑問であった（PETでもわかるという意見もある）．

症例提示

　上記のような症例がある時期続いたことがある．運の悪い時期がある．どこか神社にでも行って，お祓いしてもらったほうがよいのではないかと思った．ヘビースモーカーや炭坑労働者で，いかにも肺が汚れているような患者であるのなら，筆者自身もまだ納得がいく．しかし，空気のきれいな田舎暮らしの非喫煙者で，肺はピンクで小児のようにきれいなのに，なぜかリンパ節だけがこれでもかっていうくらいに肺動脈にしみこんでいる症例もあった．いったい，なぜなのか？

しみこみリンパ節

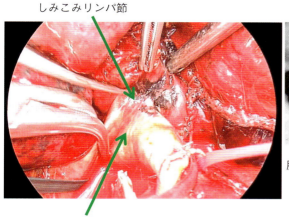

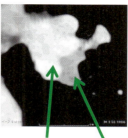

肺動脈

肺動脈（白い箇所）

しみこみリンパ節
（灰色の箇所）

二者の間に隙間がまったくない

Uramoto H, et al: J Cardiothorac Surg **10**:101, 2015 より許諾を得て改変，転載

 ## MinIP画像

　放射線の読影医師にそのしみこみリンパ節の悩みを打ち明け（相談室のようでもある），互いに検討した．CTを細かく切って，minimum intensity projection（minIP）画像を再構成してもらうと，脂肪層がまったくないのがよくわかるのではないだろうかということであった．この再構築はなかなか大変な作業である．しかし，結果的に術前にある程度はしみこみリンパ節が予測可能と判断した．また，近い将来に画像診断がさらに精細化するのは確実なので，いずれ簡単に読影できる日が来るだろう．リンパ節が腫れていなくても，何かべっとりしている印象をCTでもった場合は，術前診断としてこのような方法もある．ちなみに，ふ〜んと思ってこの方法を，そのうち，いつかやってみようかなっていう人はいると思うけれど，すぐにやろうという人は意外に少ないだろう．そういう医師に，映画「KNIGHT AND DAY」（20th century FOX, 2010）でのトム・クルーズのセリフを贈りたい．
"Someday, That's a dangerous word. It's really just a code for never. I think a lot about things I haven't done, dive in Great Barrier Reef, ride the Orient

Express, …What about you? What's your list?"（簡約：「いつか」は危険な言葉だ．永遠に実現しないのと同じである！僕もやってないことが多い．グレートバリアリーフでダイビング，オリエント急行に乗る，…君はどう？）

文献

1）Uramoto H, et al: Possibility of determining the degree of adhesion of the lymph node to the pulmonary artery preoperatively. J Cardiothorac Surg **10**: 101, 2015

驚 き の 論 文

Leuzzi G, Alessandrini G, Forcella D, Facciolo F: Expectoration of the staple line: a delayed complication after previous lobectomy. Interact Cardiovasc Thorac Surg 20: 672-674, 2015

気管支形成をしたときのminorな縫合不全の場合，いきなり肺が大きく虚脱することもある．時に，なぜなのか，縦隔側にやや縦に長いair spaceが出ることがある．Fistulaが小さく，胸腔内が癒着している場合，限局化された空間にもれた空気が貯留し，たいていの場合，感染の兆候もなく，保存的治療にて治癒する．この論文も一見，画像上は同様の症例であるように見える（文中ではpara-mediastinal localized pneumothoraxと記載されている）．驚くのは気管支断端そのものが縫合された箇所を含めて喀出されている点である．'suture-like' tissueと述べられているが，図ではどう見ても気管支断端そのものである．実際に呼吸器内視鏡で確認すると，2ヵ月前の手術（右肺下葉切除）での気管支断端が完全に裂開していた．抗生剤で保存的に治癒している．同様の症例のときに，いろいろな考え方や治療法の選択がある．そもそも，このような症例はきわめてまれである．したがって，エビデンスなどあるわけがないし，成書に記載されてもいない．しかし，その危険性は日常的に存在するのだ．結論として，筆者らは多職種による評価が大切と記載しているが，大半の医療関係者はこんな経験ないと思うし，多くの医師で話し合うよりもこの論文の存在を知っているほうが大切だと思う．

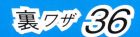

微妙な呼吸性移動の確認法は
どうすればよいか？

✓ Air leakageなしと判定するときは慎重な判断が必要.
✓ 微妙な呼吸性移動はドレーンを指で「く」の字に曲げてみればわかりやすい.

❯ 通常の術後管理

　通常，呼吸器外科の手術は胸腔ドレーンを挿入して終える．胸腔ドレーンを術後のモニターの1つとするためである．胸腔ドレーンの観察においてもっとも重要なことは，出血とair leakageである．前者に関しては，術直後から翌朝程度まで，再出血がないかどうかをドレーンの性状や量で判定する．後者のair leakageは，まずはあるかないかの判定が重要である．ある場合はそれなりの処置が必要で，いかにしてair leakageを消失せしめるか，残存肺の状態を想像しながら戦略を考える．air leakageの出現時期やその量によっても戦術を変える.

❯ Air leakageあり？

　繰り返しになるが，とにかく，air leakageはあるかないかである．あると判定したのに，単にドレーンの侵入部位近傍からの吸い込みのこともあるし，そもそもドレーンの接続が甘くてその脇から吸い込んでおり，それがair leakageのように見えることもある．したがって，air leakageありと判定した場合は，胸腔内（たとえば残存肺や気管支断端など）からのair leakageであることを正確に，科学的根拠に基づき，確認することが重要である.

▶ Air leakageなし？

　Air leakageなしと判定することは，実は意外と難しい．「なし」で出血さえしていなければ，原則として（乳び胸は別）抜去OKである．したがって，自信をもってきちんと理由づけをして，air leakageなしと言い切ることが大切である．そうはいっても，若い先生の報告（ほとんどないとか，ないように見えるとか）はなかなかよくわからない．いったいどっちやねん！という感じである．ないと言われたが，心配になってベッドサイドに行くと，単に患者さんのお尻でつぶれていたりすることもある．ごくまれにドレーンが接合部で外れかかっているようなこともある．この場合は再度適正な位置にドレーンを置いて判定し直しである．

　通常は患者に咳をさせてair leakageの有無をみる．咳のほかに深呼吸や，「あ〜」と声を出し続けてもらって確認する．胸腔内圧を陽圧にしたときにair leakageが出ないかを確認するためである．どうみてもないと判定すれば，抜去すればよい．ここでさらにドレーンのクランプテストをして数時間の時間をおいてX線を撮影し，肺の虚脱や皮下気腫の出現がないことを確認して抜去する先生もいるし，機械（Thopaz）で見てair leakなしの時間継続でなしと判定する先生もいる．いずれにせよ，air leakageなしと正確に，それなりに医学的根拠をもって言い切ることが大切なのだ．

▶ 呼吸性移動

　さらに筆者が言いたいことは，呼吸性移動の有無である．上記のair leakageのあるなしの見極めに大切な視点は呼吸性移動である．呼吸性移動が適正にあればその情報（なしと判定されても）は信用できるし，本来あるはずの呼吸性移動がまったくなければドレーンのどこかの閉塞（胸腔内に閉塞の原因がある場合と前述のように外的な要因がある場合に分けられる）を疑わねばならない．通常の肺葉切除の場合は，呼吸性移動が術直後は数cmあるのが通常である．そして，その呼吸性移動は時間とともに徐々に小さくなることが常である．術後の死腔が胸水や癒着，残存肺の過膨張，胸郭の変形などで縮小するためである．しかし，胸腔ドレーンからの排液の呼吸性移

動が認められない．こんなとき，閉塞を疑ったことはないであろうか？　ド
レーン内の排液が血性でもないのになぜ？　と思った経験である．

　そもそも，呼吸性移動は前述のように，残存肺の大きさと胸腔内のスペー
ス，またドレーンの孔の状態（場所と開通している数，その面積）に依存す
る．したがって，切除した肺の体積がきわめて小さく，かつ，胸腔内のス
ペース（死腔）がほぼなければ，呼吸性移動がないのは当然である．この場
合，閉塞はしていないけど残存スペースはわずかなので，呼吸性移動は一見
なくてもOKである．実際，目を凝らしてみても呼吸性移動はないように見
える．一見なくてもOKな場合と単純な閉塞とをどうやって見分ければよい
のだろうか？

くの字に曲げる

　X線を撮る？　斜位のX線を追加する？　CTを撮る？　答えは簡単である．ド
レーンを指で「く」の字に曲げてみればよい（図）．わずかな呼吸性移動は
ドレーンを曲げたことによって，曲げた箇所で極度に断面積が低下する．し
たがって，その位置では呼吸性移動が圧倒的に見やすくなる．動画でお見せ
できないのが残念なくらいである．ちなみに，この方法は区域切除や部分切
除の縮小手術のときに効力を発揮する．つまり，呼吸性移動さえ肉眼ではっ
きり見えれば，このドレーンは有効であることを意味する．ドレーンは効い
ている．それにもかかわらず，閉塞しておらず，リークもない．それなら抜
去しようという意思決定のプロセスになる．

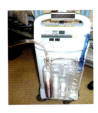

排液バッグと
胸腔ドレーン

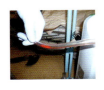

呼吸性異動
一見なし？

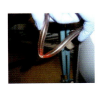

「く」の字に曲げる

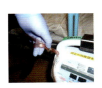

くるくる巻きつけて
一気に開放する

臆病な呼吸器外科医

　さらに言えば，ドレーンを遠位方向にくるくる巻きつけて一気に開放する方法は，本当に胸腔内の原因（たとえば血腫がドレーン孔に付着した場合など）によって閉塞したときに有効な閉塞の解除の方法である（図）．ミルキングローラーよりむしろ効果的なことが多い．ちなみに，ドレーンを開放して注射器で陰圧をかける方法は膿胸の危険性を増加させるのでなんとか避けて，最終手段にしたいものである．

　長々と書いたが，集中した手術（つまり質の高い手術をすることは最大の術後管理である）が術後の管理を極端に楽にすることも同時に忘れてはならない．そもそも，止血を完全にし，air leakage を完全に消失せしめ，さらにその両者が今後起こりえないとすればドレーンはいらないのだから．しかし，そんなに自信のある外科医は少ない．ゴルゴ13ですら，「おれが，うさぎのように臆病だからだ…」と言っている（『ゴルゴ13』第95話「ザ・スーパースター（THE SUPERSTAR）」小学館，1975）．呼吸器外科医は臆病な方が向いているかもしれない．それに術中と術後の状態は同じではない．術後に不穏で血圧がかなり上昇したり，気管支喘息の発作に苦しめられたり，苦労した医師は多いと思う．このように，適切な胸腔ドレーンの管理は，すなわち呼吸器外科医の重要な仕事なのだ．

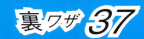

3D-angiographyの色で奇形を見つけちゃう

✔ 術前のCTから3D-angiographyによる血管の把握（とくに破格）をチームで共有することは重要である.

✔ 変な色を見つけたときはarterial vein fistulaeのことがある.

恐るべき血管損傷

　手術においてもっとも避けるべき併発症は血管損傷である. 従来, 術者は術前にCT画像から丁寧に血管の走行を読んで手術に臨んでいた. しかし, 肺動静脈の走行は多様であり, 術中予期せぬ破格に遭遇することがある. したがって, 術前に血管の走行異常を正確に把握しておくことはきわめて重要である. 現在では, 多くの施設で術前のCTから3D-angiographyによる血管の把握をチームで共有していると思う. そうすると, 「血管はあと何本でおしまいね」なんて言いながら処理できる. 今回紹介したいのはいわゆる単なる動静脈の破格ではない.

変な色に注意

　肺動脈（赤）が肺静脈（青）に流入している図, それも大切なのは, それを紫色として認識可能だったという話である. なんとなく信号機に似ていなくもない. 青, 黄, 赤にそれなりに意味がある. もしもCTで紫色（施設やソフトによって微妙に色合いが異なるので, とにかく変な色）を見つけたら, 本項を思い出していただければ幸いである. ただし, あまりにも3D-angiographyに頼っていれば思わぬ事故に遭うこともあるし（なぜか時々描出されない血管が存在する. しかし, よく見るとひょろひょろの糸みたいなものが見つかることもある）, そもそもCTの読影力が弱まることも留意すべきである. そうはいっても, 現在医学の画像診断の精細化はやはり素晴らしい.

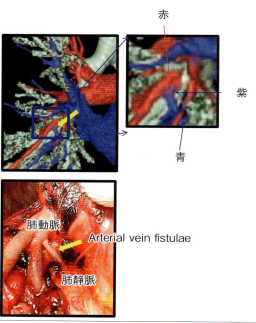

Kinoshita H, et al: Ann Thorac Surg **100**:1913, 2015より許諾を得て改変, 転載

文献

1) Kinoshita H, et al: Anomalous Pulmonary Arterial Supply to the Pulmonary Vein of the Right Lung: An Extremely Exceptional Case of Arterial Vein Fistulae. Ann Thorac Surg **100**: 1913, 2015

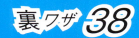

大動脈浸潤と言い切るのは慎重に

POINT

✓ 大動脈浸潤と言い切るにはかなり慎重にならざるをえない．
✓ 単純MRIのCine 表示は大動脈浸潤を否定するのに有効である可能性が高い．

TNM分類

　肺癌の進行具合を示すものとして，他の固形腫瘍と同じようにTNM分類がある．癌の進行具合を患者さんにわかりやすく説明できるツールともいえるし，実際にその病期は正確に予後を反映するものである（予後を反映するように改定されているから，当たり前といえば当たり前）．

　その一方で，呼吸器の手術を専門とする外科医にとって，肺癌は早期肺癌と局所進行肺癌とに大別される．これ以上進行した場合は，原則として外科医の出番はない（たまにsalvage operationといって施行することもあるが）．前者の早期肺癌の場合はもちろん文字どおりに標準手術を念頭に置き，その他の因子（腫瘍側の因子：腫瘍径やpure GGNなど．患者さんの因子：高齢者や併発症など）によって縮小手術も考慮する．後者の局所進行肺癌の場合は，実は外科医によってその手術適応にかなりばらつきがある．

局所進行肺癌

　局所進行肺癌は文字どおりに読めば局所なのだから，局所療法に優れた手術をすれば完治する可能性がある．しかし，局所進行肺癌の少なくとも一部は全身病であり，手術だけでは治癒できないグループがあるのも事実である．したがって，この局所進行肺癌の戦略には多くの理論や結果が混在している．たとえば，抗がん剤をして腫瘍を縮小せしめて，手術をするという考え方，抗がん剤＋放射線治療を先行して手術という考え方，放射線治療を先行して手術という考え方，手術をした後に抗がん剤，もしくは放射線治療という考

え方，手術はせずに，はじめから抗がん剤＋放射線治療という考えなどがある．さらにややこしいのは，その抗がん剤のregimenや放射線のdose，照射範囲，治療してから手術までの期間など，標準的なものはなく，まちまちのdataが世にあふれていることである．これからこの分野を学ぼうとする若手の先生から見ると，魑魅魍魎が跋扈する，混沌としてとっつきにくい領域である．しかし，臨床研究の余地が十分残されているともいえる．ところで，この局所進行肺癌，この概念はまずT因子とN因子に分けて考えたほうがよい．T因子（T：原発腫瘍primary tumor）は，いうまでもなく原発腫瘍の大きさや浸潤の程度である．N因子（N：所属リンパ節 regional lymph nodes）というのはリンパ節のあるなしである．

❯ T4問題

　本項で取り上げたいのはT4問題である．縦隔，心臓，大血管，気管，食道などへの浸潤がある場合，T4と診断される．この場合は過去の手術成績や手術の煩雑さなどから手術を敬遠する医師もいる．さらに，リンパ節があれば（たとえばN2はstage ⅢB）病期がさらに上がるので，余計に手術が選択される機会が減る．外科医に手厳しい昨今の医療事情を考えれば，ある意味仕方ないのもしれない．T4の中でも大血管，とくに大動脈浸潤は厄介である．最近は，ステントグラフトを手術前に用いたらどうか，よいのではないか，大出血を避けられるのではないか，過剰診断になるのではないか，医療費が高額になるのではないか，などの議論が紛糾している．だいたい手術中の大出血ほど外科医が忌み嫌うものはないし，万が一，大動脈から出血したら，もうそれは阿鼻叫喚である．

❯ 実際の症例提示

　たとえば図1のような肺癌はどうであろう．接している角度が広いことや，いわゆる脂肪層の消失で大動脈浸潤を強く疑うと，放射線専門医の読影レポートには書かれていた．しかし，実際に手術してみると腫瘍と大動脈は自然につるりと離れた．つまり，浸潤はおろか癒着さえしていなかった．この

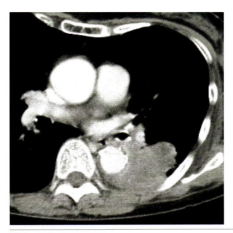 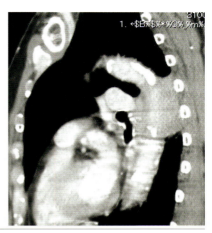

図1
浦本秀隆：石川医報 **8-2**：28-32, 2016より許諾を得て転載

ような症例が数例続くと，大動脈浸潤と言い切るにはかなり慎重にならざるをえない．完全切除で治癒する可能性が十分にあるのに，もし大動脈浸潤となれば，一般には上記の理由で手術適応とはされないからである．つまり，根治の確率が下がる．

食道癌と肺癌は浸潤形式が微妙に違う？

　実は，食道癌の場合はその位置や局所解剖から大動脈浸潤が起こりやすい．したがって，接している角度が広いことや脂肪層の消失は，たしかに大動脈浸潤を疑う所見かもしれない．一方，肺癌は当たり前だが肺から発生する．しかもその肺は呼吸によって動いている．さらに近傍の大動脈も激しく振動している．したがって，腫瘍の大動脈浸潤というのは肺癌と食道癌とで，少なくとも理論上は差があって当たり前である．過去には人工気胸で空気を入れて，大動脈と肺の腫瘍が離れるかどうか確認された時代もあった．また血管内超音波検査も有効という報告もある．しかし，どちらもそれなりに侵襲的な検査である．

パラパラ画像

　個人的には，大動脈浸潤を疑ったときは単純MRIを推奨したい．とくに，左下葉の肺癌の場合は浸潤していないことが簡単にわかる（図2）．Cine表示にすると撮影した画像がパラパラ画像のように映る．そうすると大動脈の周囲の脂肪層が際立って見える．呼吸性移動と心臓の動きが違うから，結果として大動脈の周囲の脂肪層が際立ち，完全に浸潤していないように見えるのである．う〜ん，とてもわかりやすい．造影剤もいらないので一度試してみてはいかがだろうか？　この方法で大血管浸潤を否定できれば，進行肺癌であっても血管新生阻害薬の使用も考慮できる．

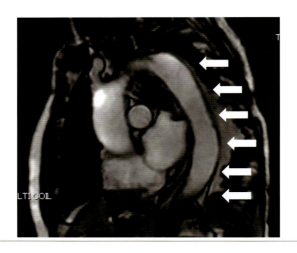

図2
浦本秀隆：石川医報 **8-2**：28-32, 2016 より許諾を得て転載

文献

1）Uramoto, et al: Easy Diagnosis of Aortic Invasion in Patients with Lung Cancer Using Cine Magnetic Resonance Imaging. Case Rep Oncol 8: 308-311, 2015
2）Uramoto H, et al: Accurate diagnosis of aortic invasion in Patients with Lung Cancer. Anticancer Res **36**: 2391-2395, 2016

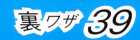

ICG蛍光navigation surgeryとして区域切除を行ってみよう

✔ ICGを使用した外科手術を把握する.
✔ 区域切除，不全分葉肺，リンパ流への応用が行われている.

ICGは外科手術にどう応用されているのか？

　ICG（インドシアニングリーン）は元来，肝機能や循環機能薬として医療に使用されていた．末梢静脈から注射すると血液内のアルファ1リポプロテインと結合して蛍光を発する．最近ではさまざまな外科手術，主に脈管造影とリンパ節，リンパ管造影に応用されている．心臓領域では，筆者の同門の先輩である平塚共済病院の高橋政夫先生が2002年にSPY systemをアジア圏で最初に導入された．この装置はバイパスグラフト吻合部の血液の流れを術中に映像にて確認できる優れた機械で，何度も個人的に紹介されたが，開胸で使用する装置であり，当時胸腔鏡下手術を行っていた筆者はその機械の導入・応用に頭が回らなかった．鏡視下ICG蛍光硬性鏡が世に出てから，胸腔鏡下での使用も可能になった．現在（2016年），筆者はICG systemとしてStorz 社のSPIES（Storz Professional Image Enhancement System）を使用している．画像強調に優れた機能を有し，黄緑色の蛍光色とともに非蛍光部も明るく視認性が向上した．また，Novadac社のPINPOINTカラー蛍光内視鏡システムはICG蛍光白黒モードに加えて，オーバーレイモードとして通常の血流を現わす白色光がきわめて視認性の高い緑色に表示され，明るい視野の中で境界ラインのマーキングが可能である．

ICGの肺切除への応用

　呼吸器外科領域でのICGの応用として，胸腔鏡下手術での区域切除における切除ラインの描出がよく行われている．ICGを血管内に投与する方法

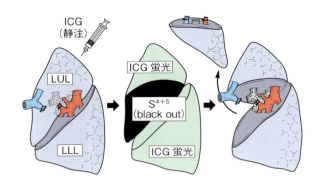

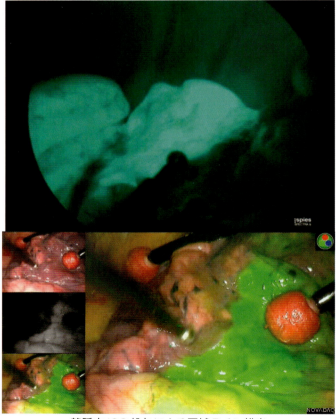

静脈内 ICG 投与による区域ライン描出

と，切離気管支内腔に投与する方法とがある．これまでは区域切除を行うとき，解剖学的に肺静脈の分岐走向をメルクマールにしたり，切除区域にのみ空気を入れたりして，含気虚脱ラインを出して行うことが多かった．しかし，含気虚脱ラインを指標にする方法は気腫性肺ではまったくラインがわからないことが多く，肺を含気することによる胸腔内スペースの狭小が問題であった．現在では，ICGでの区域切除はきわめて有用な方法となっている．開胸手術では明るいので使用しづらい．当然，ICG血管内投与の場合，血流のない組織が蛍光を発しないという理論から，不全分葉での肺葉切除にも応用可能である．血管内ICGを使用してわかることは，切除を目的とする区域や肺葉の肺動静脈，気管支動脈を切離しても，ICGは時間とともに切離目的肺に入ってきて蛍光を発するということだ．つまり，これは他の区域や肺葉から血流が来ているということを意味する．脈管は末梢でつながっているのだから当然だ．また，ICGで描出される区域ラインはけっして直線状でなく，緩やかな，または急なカーブを描く．肺の状態がよい場合，区域間の小葉間ラインが明瞭に見える場合もある．しかし，これらをエネルギーデバイスで正確に切ることはとうてい不可能である．よって，これらのラインを必ず切除する側に入れて，なるべくstaplerで切離する（よい肺の場合は牽引のみで勝手に剥離されていくこともあるが）．ラインのマーキングは胸膜が損傷しないようにソフト凝固で行う．ラインは切除肺に含めるので電気メスでもよいのだが，たまに少しラインが残存することがあるためだ．曲線をstaplerで切るのは難しいが，肺を動かして，よい位置に合わせる．当然，区域のドレナージ静脈も切除する．複雑区域切除ではstaplerは使いにくいため，中枢側のみ使用するが，電気メスで切る場合もラインを切除する側に含めるように注意している．

▶ 区域切除における懸念

　脈管侵襲のある浸潤性小型肺癌に区域切除は妥当なのだろうか？ 腫瘍の径が小さければ，充実性腫瘍でも腫瘍からの距離が十分な区域切除なら大丈夫という意見はもっともなようなのだが，血液やリンパ液は動いているわけであり，ミクロレベルでどこまで広がっているのか確かめる方法はない．ま

た，肺胞腔内腫瘍散布像（tumor spread through air spaces：STAS）は浸潤性の肺癌，とくに肺気腫や間質性肺炎の場合，頻繁に認められ，その腫瘍からの距離はかなり離れたところにも存在する．本当に長期断端再発なしの手術が可能だろうか？　最近，乳癌，甲状腺癌のように早期肺癌の術後から10年以上経過して再発する人を診る経験が増えている．当然，そういう人は初回手術時には60歳以下の若年者が多い．肺葉切除後，長期に広義の断端と思われる気管支や葉間に再発するという事実は，原理的には1個の癌細胞が残存していても10〜15年で画像上でも見つかるくらいに増大するということを示しているように思える．また，術中にN1リンパ節転移が診断されれば，肺葉切除に切り替えるという方法も，病理医を過信した指標かもしれない（病理の先生自身が言及されている）．術中，迅速病理診断に提出したリンパ節がどれくらいの精度で診断されているかを考えれば，術中と術後で転移の有無の診断が変わるのは，ある意味仕方がないことである．1つのリンパ節，その1つの切片でリンパ節転移の有無を診断するのは危険だろう．術中に脈管侵襲（Ly, v）が診断できればよいようにも思えるが，それもなかなか難しいようである．呼吸機能のよい若年者のsolidな小型肺癌に区域切除が躊躇される理由はここにあるのだろう（逆に，lepidicなものは中枢側でなければ基本的には気管支を切らない部分切除でよい気がする）．

葉切除か，区域切除か？

　もちろん，最近は化学療法の進歩で，再発しても長生きされる患者が増加している．再発しても生存率が同じならQOLがよいほうがよいという考えもある．しかし，外科医としてはやはり釈然としない．呼吸機能がもともと正常な患者は，切除後呼吸機能の回復が十分認められるからで，QOL低下の懸念があてはまらないからだ．逆に，若い患者には第2癌，第3癌の可能性があり，第1癌の縮小手術により，それら異時性多発肺癌を手術できる可能性が将来的には広がるという意見もある．しかし，それは第1癌の再発がないことが前提である．それならやはり，区域切除は低呼吸機能の患者に対するQOLを考えての手術（消極的手術）が主目的だろうと思うのだが，若く，呼吸機能の良好な肺葉切除が十分できる人にわざわざ縮小手術をして断

端再発が起きたとき（5年以内とは限らない）の外科医としての情けなさが
なんとなくわかるため，やはり適応はより慎重にすべきではないだろうか．
また，区域切除＋系統的リンパ節郭清では，同側肺や隣接区域の再発や，第
2癌の手術が癒着によって難度の高い手術になってしまう危険があることも
あわせて付け加えておきたい．

文献

1）Takahashi M, et al：SPY：an innovative intra-operative imaging system to evaluate
graft patency during off-pump coronary artery bypass grafting. Interact Cardio Vasc
Thorac Surg **3**：479-483, 2004
2）Waseda, K et al：Intraoperative Fluorescence Imaging System for On-Site Assessment
of Off-Pump Coronary Artery Bypass Graft. JACC Cardiovasc Imaging **2**：604-612, 2009

驚 き の 論 文

*Jiang WY, Liao YD, Cai YX, Fu XN: Application of pedicled aortic
adventitia flap in the reinforcement of bronchial stump or bronchial
anastomotic stoma closure in left pulmonary resection. J Thorac
Cardiovasc Surg 148: 351-353, 2014*

　気管支断端瘻の発症を予防するために，これまでにさまざまな組織が用いら
れてきた．肋間筋弁や心膜脂肪織，胸膜，大網，横隔膜筋弁などである．彼らの
報告では，なんとpedicled aortic adventitia flapを用いている．その有用性
と安全性を69症例で検討して報告している．最初，この論文を目にしたとき，
動脈壁が弱くなって大動脈瘤にはならないのかと心配したが，結果的にはそう
いう合併症を生じた症例はない．また，このaortic adventitiaはlooseな組織
で，fibroblastが多く，good elasticityと記載されている．中央値27ヵ月の
経過で気管支断端瘻の発生は皆無で，大動脈の直径や形に変形はなかったと報
告されている．問題は右に適応しにくいこととされているが，かなり勇気がい
る方法と思う．ただし，こういう選択肢があるということを知り，心臓血管外
科領域の知識も得ておくことは大切である．さらに驚くことは，この手技自体
は実は古いドイツの教科書に載っていたのだ（K.Kremer, et al: Chirurgische
Operationslehre Thorax, Thieme, Stuttgart, p.197, 1991）．

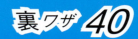

肺動脈からの出血，どうすればよいか？

✔ 肺動脈の出血に対する処置を考える．
✔ タコシール®使用のポイントは出血点が確認できるかどうかである．
✔ 常に中枢での肺動脈クランプの可能性を考える．

❯ 肺動脈出血に対する処置の基本は？

　　肺動脈からの出血は本当にイヤなものである．なるべく経験したくはないが，経験しないと具体的な対処がわからず慌てるだろう．胸腔鏡下手術が広く行われるようになり，その対応がさまざまな学会で要望演題やシンポジウムとして行われている．しかし，仮に学会がマニュアルのようなものを作っても，なかなか冷静に対処できないのかもしれない．肺動脈からの出血と一概に言っても，その出血の場所，出血点の大きさなどで対応が少なからず異なるからだろう．肺動脈圧は低圧であるため，小さな孔であればガーゼでの圧迫止血が可能な場合がある．筆者は，胸腔鏡下手術の場合は小さな折り畳みガーゼを直のペアンにつけたものを用いている．圧迫止血の場合，強く圧迫すると動脈壁がさらに裂けて出血量が増す事態に陥る．肺動脈からの出血は小さな孔でも，胸腔鏡を通して見る画像ではとんでもない大出血のように見えるため，経験が少ないと肝を潰す．圧迫止血はガーゼ以外にも肺を使ったりもするが，肺を元に戻したときに止血されていればよいが，止血されていないと出血点をかえって見失うことがあるため，可能ならばなるべく出血点を緩やかに小範囲（pinpointではない）で圧迫することが重要である．

▶ タコシール®の適応は？

　出血の場所が明確であり，比較的小さな孔であると考えられる場合はタコシール®を用いる．タコシール®は出血点を十分にカバーできるくらい大きめに切る．3～4 cm角くらいである．タコシール®は胸腔鏡用の把持鉗子ではさんで真上からすばやく出血点に乗せて，上から折り畳みガーゼ（4～5 cm角）ですばやく圧迫してもよいが，圧迫のタイミングでタコシール®がよくずれるので，圧迫しているガーゼの横にタコシール®を位置し，ガーゼを横滑りさせるのと同時にタコシール®も横滑りさせて，元のガーゼで圧迫する．圧迫するガーゼは異なるペアン付ガーゼでもよいが，この場合はガーゼにグリセリンをしみこませておけばタコシール®とくっつかないので，剥がすときに楽である．チェリーダイセクターなどにくっつけてそのまま押さえ込む方法もあるが，押さえる部分の範囲が小さいので，うまく押さえられれば効果的だが，出血点とずれたり，タコシール®が移動途中で剥がれたりすると肺動脈そのものを小範囲で押さえることになるので，亀裂がさらに進むことになりかねない．問題は出血点の場所とサイズがよくわからない場合である．

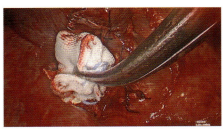

①タコシール®による圧迫止血

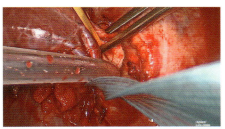

②上葉静脈テービング，主肺動脈遮断

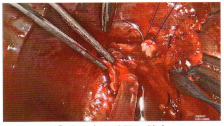

③止血点の確認，縫合

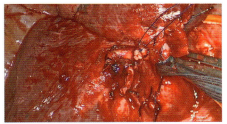

④遮断解除，止血確認

この場合，タコシール®を貼ることはかえって出血を助長させてしまう．とくに本幹から分岐した肺動脈枝の根部が裂けて起こった出血や，死角になる本幹の後壁からの出血は，タコシール®が孔と密着できないので失敗する確率が高い．いったん止血が成功できたように見えても，タコシール®の端から血が流れ出てくる．出血点を完全にタコシール®が被覆しきれていないからだ．

➤ タコシール®が適応でない場合の処置

　もうこの場合は肺動脈の血流を血管の遮断で止めるしかない．待っていても出血が増えるだけだ．出血している部位の肺動脈の血流を止める方法は2通りある．1つは主肺動脈，全肺静脈（上肺静脈＋下肺静脈）遮断である．肺動脈形成で用いる方法で，すべての肺動脈の出血点に対応可能である．もう1つは出血点の中枢と末梢の肺動脈のクランプである．しかし，通常は出血している状況で近傍肺動脈を剥離するのは困難である．なぜなら圧迫しているガーゼが邪魔になるからだ．また，2つのクランプの間の肺動脈に分岐がある場合は，それらの枝もクランプしなければバックフローがある．とくに右A^5付近の出血では，主肺動脈をクランプして下葉肺動脈がクランプできたとしても，Tr.superior, A^3, Asc. A^2などをクランプしないと大量のバックフローで出血点の認識ができないことがある．何よりも，そういう出血した状況で多数の肺動脈を剥離せねばならない煩わしさがあるため，主肺動脈の遮断のほうが楽である．左側の場合は，出血点が末梢であれば胸腔鏡下に主肺動脈のテーピングも可能であるが，出血点が中枢の場合や右側の場合は，タコシール®非適応例や失敗例では開胸に移行し，主肺動脈の確保をしたほうがよい．左であれば，心膜内で主肺動脈を確保するのがもっとも安心である．右も主肺動脈を確保するのだが，右は上肺静脈が動脈の上を覆っているため，上肺静脈が切離してあるような場合はよいが，中葉や下葉切除時に肺門が開かれていないときは少し面倒である．中葉切除での出血の場合は，中葉肺静脈（$V^{4,5}$）が切離されていても，上葉枝$V^{1〜3}$が残っているため，まず$V^{1〜3}$をある程度末梢まで剥離した後に，テーピングして尾側に引っ張り，上幹肺動脈および主肺動脈を丁寧に剥離してスペースを作り，主肺動脈をテーピングし，DeBakey血管遮断鉗子でクランプする．ここで主肺動脈

を損傷すると上大静脈と，大動脈の間で主肺動脈を確保しなければならないため，慎重に行わねばならない．繰り返しになるが，この操作は胸腔鏡下では困難であるため，開胸すべきである．何度もタコシール®を貼るといった行為は肺動脈を過度に圧排することにつながり，さらに出血点が大きく広がる危険性がある．通常，主肺動脈のクランプの後は静脈からのバックフローが多少あっても，モノフィラメント糸で縫合止血可能である（むしろ多少あるほうが出血点を確認できる）．バックフローが多く，縫合しにくいときは肺動脈だけでなく，当然，肺静脈もクランプすればよい．肺動静脈をクランプしても出血が多い場合のほとんどは，クランプが十分でないことが原因であるので，もう少し遮断鉗子を締める．気管支動脈が原因である可能性は低い（気管支動脈が原因であったとしても，どうすることもできない）．出血で出血点が見にくく，縫合しにくい場合は生理食塩水を注射器でかけることで明らかになる．いずれにしても焦らず，肺動脈が狭窄しないように丁寧に縫合することが大切である．

最悪の肺動脈出血

　　さらに危機的な肺動脈の出血はどうするか？　通常はあまり経験しないことではあるが，肺動脈の離断などである．まさに，出血が圧迫だけではコントロールできない場合である．まずは，脳への血流確保のために頭低位にする．主肺動脈を剥離している暇はない．この場合は主肺動脈を指でつまむ方法もあるが，ケリーや大動脈鉗子などの大きな鉗子で肺動脈中枢が走行している組織全体をゆっくりと噛む方法がある．当然，気管支や肺組織，肺静脈などがあっても一緒に甘噛みする．そして，肺動脈の出血点から血流を減らし縫合する．乱暴に強く噛むと血管や気管支の障害につながるので，ゆっくり甘く噛むのがコツである．もちろん，経皮的心肺補助装置（PCPS）の導入をすばやく行うことも大切である．

文献

1）Tsunezuka Y, et al: Intraoperative rupture of an interlobar bronchial artery aneurysm. J Cardiothorac Surg 10: 129, 2015

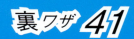

困難な肺の癒着剝離はあえてP/Dの層で剝離

✓ 胸膜外剝離（いわゆるextra）と胸腔内の剝離（いわゆるintra）が普通である．

✓ にっちもさっちもいかないときは，P/Dの層で剝離する手がある．

ひどい癒着に遭遇

　呼吸器外科医は2種類に分かれる．胸腔を見てひどい癒着があったときに，はまったと重苦しい気持ちになる術者．反対に，今日も全面癒着だけど，やりがいを感じ逆に燃える術者．どちらでもよいけれど，肝心なのは癒着剝離がどうこうではなく，目的に沿った質のよい手術が遂行できるか否かと思う．ただし，癒着剝離に2時間もかかっていると本質にかかわる手術の緊張感が落ちやすい．現代は超高齢社会になり，一度肺癌の手術を受けて長期生存し（いわゆる，がんサバイバー），またsecond primary lung cancerが不幸にも？発症する場合が多い．とくに，後側方切開の場合は術後，背側に肺が落ち込むので，その癒着の程度は側方切開や腋下切開，前側方切開に比べるとひどいことが多い．

3つの方法

　さて，この癒着を剝離するには，通常は①胸膜外剝離（いわゆるextra），②胸腔内の剝離（いわゆるintra）で，臓側胸膜の外側で癒着の線維化の層を鋭的鈍的に剝離する方法の2種類がある．しかし，壁側胸膜と臓側胸膜とが一体化して剝離不能で剝離に難渋していると，肺実質は手前に牽引されるのに，胸壁にいわゆるビニール状に1層，残る場合がある（残ったというのは，胸壁側に臓側胸膜の単分沈着が残るからわかりやすい．このように癒着が激しい人は，たいていヘビースモーカーである）．つまり，この場合は結

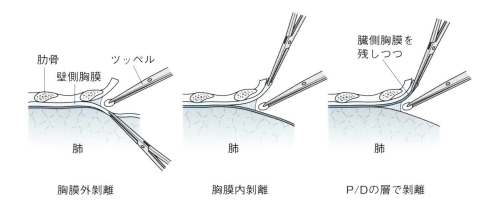

肋骨
壁側胸膜
ツッペル
肺

胸膜外剥離

肺

胸膜内剥離

臓側胸膜を
残しつつ
肺

P/Dの層で剥離

果として，胸膜中皮腫のいわゆる③胸膜切除/肺剥皮術（pleurectomy/decortication：P/D）の層で剥離していることになる．この場合は術直後，P/Dの手術のようにminor air leakが多発するが，通常はフィブリン糊で簡単に対処可能である．したがって，方法①，②の他に③という方法があることを知っておいて損はない．

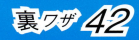

肋横関節を外すときは先に血管処理を

POINT

✓ 肋横関節を外すときはよく観察する．
✓ 肋横関節を外す前にこの肋間動静脈を根元でできるだけ処理する．

肋横関節を外す？

　いわゆるT3の腫瘍，とくに椎体の横からの肋骨．よく遭遇するのは肋横関節を外さないと完全切除できないパターン．これは意外に出血する．そもそも，局所進行肺癌の肺尖部に近い場所や巨大腫瘍のために，視野がきわめてとりづらい．このときのポイントは2つである．1つは胸腔鏡で下から見上げて関節の解剖と十分なマージン，さらに肋間動静脈の走行を視認すること．もう1つは，可能であれば肋横関節を外す前にこの肋間動静脈を根元でできるだけ結紮して処理しておくことである．つまり，兵糧攻めである．

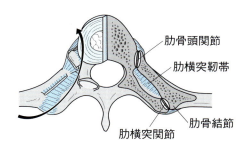

肋骨頭関節
肋横突靭帯
肋横突関節
肋骨結節

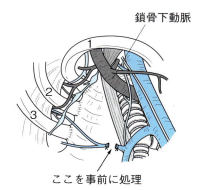

鎖骨下動脈
1
2
3
ここを事前に処理

▶ 根元の血管に注意

　肋横関節から肋骨頭を起こし，すべての肋骨を外す際は，肋骨結節靱帯から肋横突靱帯にのみ，道具（筆者は整形外科領域で汎用されるコブラといわれる，文字どおりコブラの頭のような滑らかな道具を用いる）を滑らせる．肋骨頭関節までは意外に距離があるので，ぐらぐらっとずれる．このときに根元の肋間動静脈が牽引されて出血すると，かなり厄介である（ここで出血させた人なら，お分かりですね）．したがって，肋横関節の外すときは，できれば内腔から血管を処理しておくのが出血させないポイントである．

驚きの論文

Bao M, Zhou Y, Jiang G, Chen C: Pulmonary artery pseudoaneurysm after a left upper sleeve lobectomy. World J Surg Oncol 11: 272, 2013

　PAP（pulmonary artery pseudoaneurysm）という言葉を知っているだろうか？ 肺動脈の仮性動脈瘤である．いつの時代でも気管支形成，肺動脈形成は呼吸器外科医の学ばねばならない基本的手技であるが，最近は縫合糸の改良や手技の改良などから合併症も減少してきた．この症例は左肺上葉管状切除後のトラブルである．気管支形成後，長い肺動脈が捻転したのでlatitude-direction enfoldingのrunning sutureしたと記載されている．ここはやはり肺動脈も，気管支と同じく管状切除したらよかったのではないだろうか．その後，素晴らしいのは再手術を決意して，残肺全摘をしている．このような症例に遭遇した人は理解できるだろうが，再手術のアプローチ，術式選択はきわめて難しい．というのも，簡単に仮性動脈瘤が破裂するからである．癒着剥離の大変さはもちろんのこと，肺動脈の剥離に難渋し，さらに破裂したと記載されている．術後は，膿胸を併発しているが，無事元の生活に戻ったと書かれている．呼吸器外科医にとって困難な再手術はきわめて辛い状況であるが，この筆者が述べているようにprompt surgical manipulationがmandatoryと思う．手術をした責任があるから当然だ．読者に，幻冬舎の見城徹氏の言葉を贈る．「苦境こそ覚悟を決める一番のチャンス」（『憂鬱でなければ仕事じゃない』講談社，2011）．それにしても，このPAPで手術に臨んだ症例がとても少ないのはほぼ致死的という病態に加えて，救命が困難なことも背景にあるのだろうと推測する．

上大静脈の置換，注意点は何か？

✔ 上大静脈置換における術式を把握する．
✔ 上大静脈経由で，心臓への血流量が少なくなる危険性を回避する手術を行う．

スタンダードな上大静脈置換術は？

　縦隔腫瘍や肺癌で，腫瘍が上大静脈（SVC）や腕頭静脈（INV）に浸潤している場合，人工血管でバイパスすることが多い．普通は，まず右心耳と左INVをつないで，SVCとINVは切りっ放しにするか，2本目の人工血管でSVC置換するという手技がとられる．SVCそのものを遮断しても，30分くらいなら大丈夫だと言われている．筆者がドイツ留学中に経験したSVC置換でも，教授は同じ時間を限界と言っていた．しかし，その症例では術中に顔面と眼球に軽度の浮腫が現れていた．中枢と末梢の縫合で20分くらいであったが，たしかに術後は問題なかった．時間的な制約，患者の個人差などでリスクの増減が考えられるため，やはり1本はINV―心臓のバイパスを置いてからSVCを遮断したほうがよいと思われる．当然，SVC遮断でも奇静脈分岐の末梢でのクランプなら，側副血行路がある程度は確保されるので，時間的制約は緩くなる．1本の人工血管だけでも通常は問題ないとされるが，人工血管が細い場合，環流静脈量が十分でない場合があり，顔面，上肢がうっ血，心臓へ影響する危険性があるため，2本もしくは1本でも，太い人工血管が必要と考えている．なお，Y字型の人工血管を用いる方法もあるが，すべてを一気に縫合するとなると，3ヵ所の縫合が必要なので縫合時間が長くなるが，Y字の一方をクランプしてINV―心臓をつなぎ，いったん開放して血流を再開し，Y字の残りを対側のINVにつなぐ方法で遮断時間が短縮できる．

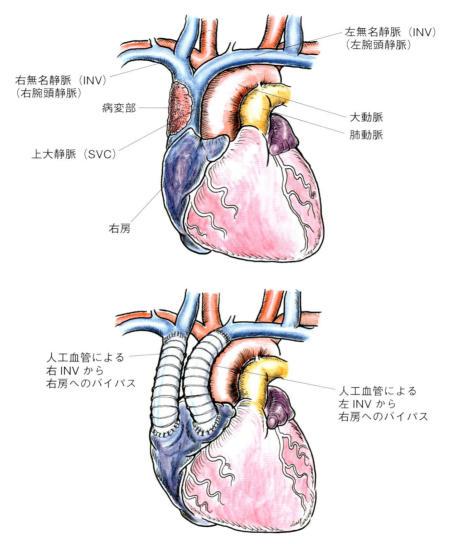

左無名静脈（INV）
（左腕頭静脈）

右無名静脈（INV）
（右腕頭静脈）

病変部

大動脈

肺動脈

上大静脈（SVC）

右房

人工血管による
右 INV から
右房へのバイパス

人工血管による
左 INV から
右房へのバイパス

SVC そのものを完全に遮断するよりは，少なくとも 1 本は INV－心臓のバイパスを置いてから SVC を遮断したほうがよい．

イラスト：医療法人末次医院／手術図制作研究所・末次文祥

実際の変わった症例

　しかし，イヤな症例を経験した．左INVが末梢まで高度狭窄（3 mm程度）して血流がない状況．SVCは腫瘍の浸潤でかろうじて血流があるという症例であった．こんな症例でも症状はまったくない．顔面浮腫もなければ胸部皮下静脈の怒張もない．ゆっくりとINVが狭窄したので，十分な側副血行路がすでにできていると考えられた．CTでは左前側頭静脈や前頸静脈が怒張している．急激なINV閉塞ではないからだと思われた．よって，左INVと右心耳のバイパスはできない．仕方がないので，右内頸静脈に人工血管を端側でつないで，いったん人工血管をクランプしてSVCの血流を再開し，少し間を置いてSVCを遮断して切離し，中枢は端端で人工血管をつないだ．これだと1ヵ所の吻合を30分以内に行えばよいので，安全性が高いと思われる．創をさらに広げて右内頸静脈，鎖骨下静脈から右房への一時バイパスを置けば，さらに楽だったであろうか．脳組織酸素飽和度はINVOS®にて計測した．SVCにサイドクランプがかけられるような状況や，SVC内腔にバイパスチューブを置けるような状態は，浸潤範囲や深度が軽度である場合のみに適応可能で，いずれにしても腫瘍の血管内播種のリスクがない症例であり，適応には注意が必要である．

使用する人工血管の太さ

　人工血管は細いほうがよいのか，太いほうがよいのか．細いと血流速度が速いので血栓で閉塞しにくく，よいとする意見がある．しかし，細いとやはり閉塞しやすくなるというのが心臓外科医の一般的な意見だ．また，人工血管が細いと必要な血液量が心臓に戻らず，顔面・上肢がうっ血する危険性は必ずある．人工血管は人工物なので，内皮化しなければ血栓や内腔の線維化組織の過形成により，時間とともに閉塞する可能性はある．筆者は太いほうが少なくともうっ血が回避されると思うので，この症例では16 mmのePTFEを使用した．術後ワルファリンを服用してもらっている．しかし，ワルファリンを使用したからといって人工血管が詰まらないとは限らない．

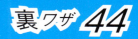

左房切除での
interatrial grooveを知っているか？

✔ 左房浸潤肺癌では浸潤範囲で危険性が変わる．
✔ 左房もしくは心膜内肺静脈処理では，心房間溝（interatrial groove：IAG）を剥離する．

肺癌の左房浸潤のいろいろ

　　肺癌の左房浸潤はT4でも比較的手術適応がある病態である．しかし，左房がどこまで浸潤しているかの診断は，CTではなかなか困難である．心膜を開けて左房を見て，浸潤範囲が形や色調などで確認できる．当然，病理学的にはわからない．肺癌の左房浸潤と一言で言っても，肺静脈根部までの比較的軽いもの，左房壁にまで癌が及んでいるもの，広範囲に左房浸潤があり人工心肺必須なものなど，いろいろある．しかし，右肺癌の左房浸潤での手術は，必ず心房間溝（interatrial groove：IAG）を剥離したほうがよい．

心房間溝（interatrial groove：IAG）とは？

　　IAGはその名のとおり，左房と右房との間の溝で，上大静脈と下大静脈の前縦隔側のラインを結んだところに存在する．綿球（ツッペル）やはさみで少しずつ結合組織を切開していくと，2～3 cmの左房がさらに確保できる．IAGは1954年，外科医であるSondergaad TがIAG経路より心房中隔欠損を閉鎖した術式を報告したことから，解剖学的にWaterston's or Sondergaard's grooveとして知られている．心臓外科ではこの経路から僧帽弁置換を行う手術手技があることからもわかるように，あまり深く掘って鉗子をかけると，左室へ流入する血液量の急激な減少や弁障害などにより心停止をきたす可能性がある．IAGは掘っていけば楽に分かれるので，それが楽に分かれなくなったところで止める．鉗子も剥離したところよりも深くかけないように

する．また，鉗子をかけた後は不整脈が起きないか，血圧が下がらないかをチェックする．とくに不整脈は心房細動の注意が必要である．左心房から連続する心筋線維は，心房と肺静脈（PV）の接合部を越えて，PV壁内を肺門に向かって延びる．

❯ 左房切除後の切離，縫合について

　左房に血管遮断鉗子をゆっくり大きくかけた後は，まずバイタルをチェックする．左房切離予定辺縁両側にプレジェット付3-0モノフィラメントをかけておく．辺縁では筋線維が裂けて大出血する可能性があることと，鉗子がスリップしたときの予防対策である．末梢（胸腔側）が腫瘍で血流がない場合はともかく，血流があると遮断や閉鎖をする必要がある．はさみで縫いしろを確保しながら5cmずつ切り進め，端のモノフィラメントで連続してover & overで縫合していく．端まで到達したら，逆の糸で折り返し縫合する（matress + over & overでも構わない）．基本的にstaplerは用いないほうがよい．肺静脈近傍であればstapler使用が可能なこともあるが，出血したときはきわめて危険である．

❯ Myocardial sleeve とは？

　心筋組織は中膜の平滑筋層よりも外側に位置し，PVを入口部から袖状に覆っており，これをmyocardial sleeve（MS）と呼ぶ．ここは心筋線維束が分岐，融合，交差して複雑な配列を示すため，肺癌のPVへの浸潤が，すなわち不均一な異方性伝導（non-uniform anisotropy）をもたらし，局所の伝導遅延や伝導遮断からリエントリー発生の基質を形成すると考えられる．MSは上大静脈，下大静脈やMarshall靱帯（胎生期左上大静脈の遺残）にも存在するため，肺癌の浸潤が心房細動の発生原因となりやすい．

文献

1）Sondergaad T: Closure of atrial septal defects; report of three cases. Acta Chir Scand 107: 492-498, 1954
2）常塚宣男：心房間溝剥離による左房合併切除を施行した肺癌に対する拡大肺摘除術. 胸部外科 69: 423-427, 2016

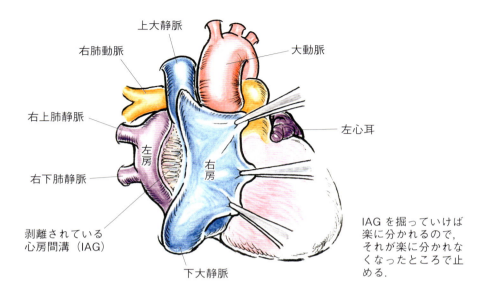

上大静脈

右肺動脈

大動脈

右上肺静脈

左心耳

左房

右房

右下肺静脈

剥離されている
心房間溝（IAG）

下大静脈

IAG を掘っていけば
楽に分かれるので，
それが楽に分かれな
くなったところで止
める．

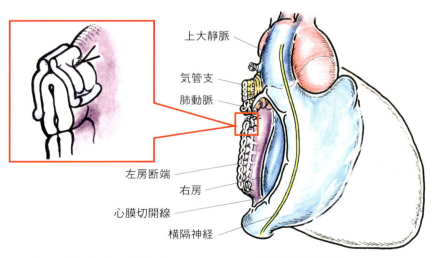

上大静脈

気管支

肺動脈

左房断端

右房

心膜切開線

横隔神経

左房断端の処理．連続縫合とマットレスの二重縫合閉鎖を行う．
連続縫合の両端にはプレジェットを当てて結紮時のアンカーとする．

イラスト：医療法人末次医院／手術図制作研究所・末次文祥

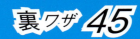

胸壁浸潤肺癌，どこから手をつけるべきか？

✓ 胸壁浸潤癌では基本的には胸壁から処理する．
✓ Pancoast肺癌（放射線化学療法後）では術前血管造影による塞栓も1戦術．
✓ 上位肋骨切離は骨膜を焼くようにぎりぎりで．リュエルを活用する．

胸壁浸潤癌手術の第1のポイント

Pancoast腫瘍を含めた胸壁浸潤肺癌はさまざまなものがあり，アプローチも多彩である．胸壁浸潤癌手術でのポイントは，肺葉切除での血管処理に優先させて胸壁処理を行うべきであるということである．胸壁に浸潤した肺癌は胸壁の血管，主に肋間動脈分枝からの血流を受けていることが多く，肺動静脈を先に処理すると血液の逃げ場がなくなり，肺は血液で膨れて赤褐色となり，次第に胸膜欠損部などから血液がしみ出してくる．自分には経験がないからと，肺葉切除を優先させてもよいと主張する人は，胸壁浸潤の程度が軽度か，癒着のみで胸壁からの血流が少ない症例しか手術の経験がない人である．当然，こうなるには胸壁からの血流の程度と，胸壁切除の時間の長さが関係しているので，浸潤肋骨が低位ですぐに処理できる場合は，肺葉切除を先行させても問題ないだろう．問題はPancoast肺癌である．Pancoast肺癌は浸潤の程度によらず，胸壁処理に手間がかかる．きっちりと胸壁の処理をして，固定された肺を胸壁とともに胸腔内に落とし，肺の自由度を確保してから，ゆっくりと肺葉切除すればよい．

苦い経験の紹介

われわれが経験した苦い症例を紹介する．Thoracic outletを埋めるように存在したPancoast肺癌に対し，第2肋骨までの処理を先行させた後，肺の可

動性を上げるために肺門処理をしたところ，急速に上葉が膨れ上がった．肺全体から出血がしみだしてきて，その後の肺葉切除に非常に難渋した．肺切除はなんとか施行できたが，胸壁からのoozingが継続した．血管造影をすると，後頸動脈から分岐する最上肋間動脈が原因であり，塞栓により止血が成功した．これは肺感染症で肺尖部に癒着が強い場合も同様であり，以降，放射線科に依頼して，術前血管造影により胸壁から肺への強い動脈性血流がある場合は，その血管を塞栓してもらってから手術を行っている．胸壁処理を先行させた後，腫瘍を含めた肺部分切除術を施行することで，いったん腫瘍部を切除してから，残存肺葉を切除するという方法もあるが，腫瘍の正確な浸潤範囲がわからないので，肺部分切除によって癌細胞を播種させる危険性があり，なるべく行わないようにしたい．

❯ Pancoast腫瘍の手術ポイント

詳細な手術説明は他書を参照していただきたいが，Pancoast腫瘍，とくに後方浸潤主体のものでは背部の皮膚切開を中途半端に行わず，頸部近くでしっかり行い，僧帽筋を全切離することが手術の難易度を左右する．また，前方主体のPancoast腫瘍では大まかに，Grunenwaldのtransmanubrialapproachのtransmanubrial approach（TMA）による肺尖部の処理＋胸腔鏡下肺葉切除を行うか，胸骨正中切開＋鎖骨上（もしくは頸部）切開＋第3もしくは第4肋間開胸（胸骨半横切開）で行うかを選択する．浸潤が上大静脈近くにまで及んでいる可能性が高い場合は，後者を選択する．一般には後者でほぼすべて対応できる．TMAでは鎖骨は胸骨をL字切開し，胸鎖関節は温存するが，第1肋間で胸骨を半切開して正中切開とつなげて，第1肋軟骨を切離し，鎖骨を遊離する方法もよい（TMA変法）．鎖骨剥離や肋骨剥離は周囲血管を損傷しないように，電気メスを骨膜に当てるようにして慎重に剥離し，肋骨は肋骨剪刃の裏面の組織が気になって使いにくければ，リュエルを用いて，かじって切断する．第1，2肋軟骨の切離も，先端が細目のリュエルは有用である．前斜角筋・中斜角筋の間に，時に第1肋骨に付着する最小斜角筋の存在も意識する．

前方から

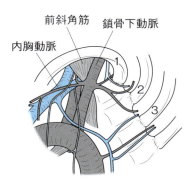

前斜角筋
鎖骨下動脈
内胸動脈

前斜角筋　鎖骨下動脈
内胸動脈

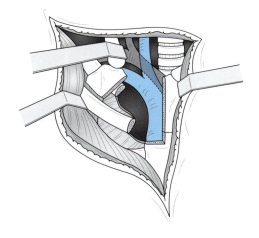

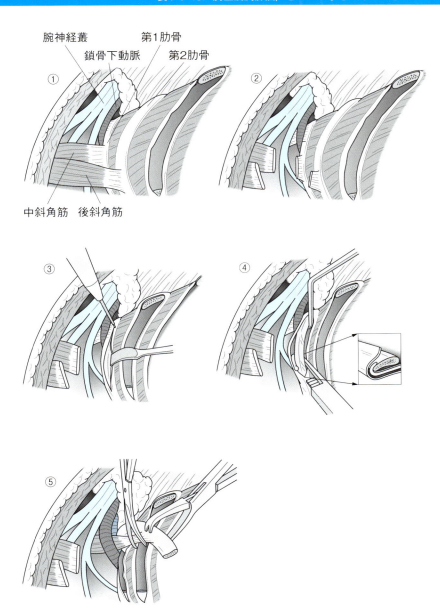

腕神経叢　　第1肋骨
鎖骨下動脈　第2肋骨
中斜角筋　後斜角筋

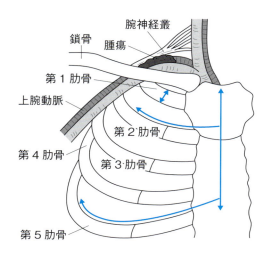

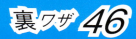

肺動脈本幹クランプをスムースにやるには

POINT

✓ クランプ鉗子をスムースにやるにはかなりの working space が必要である.

✓ そのためには,裏面の長軸方向への長い剥離と周囲の索状物の切離,事前の十分な縦隔リンパ節郭清が不可欠である.

必要な working space

　局所進行肺癌や突然の術中の出血によって肺動脈本幹をクランプで遮断しなくていけない場面は,よく遭遇する(よく遭遇してはいけないか?).心嚢内での処理や,いわゆる肺動脈の elongation はよく知られていると思う.さらにもう1つ加えると,裏面の剥離を十分行っておくことが大切だと思う.いわゆる鉗子はよい具合に曲がっているため,簡単に裏はとれるが,クランプするにはその鉗子を横に寝かせる必要があり,その場合の角度と必要な working space は,ターニケットテープや vessel tape を通す(いわゆる首をとるだけ)操作に必要な空間とまったく違う.感覚でいうと2~3倍でなく,5倍くらいは違うと思う.

十分すぎる剥離

　したがって,裏面の長軸方向への長い剥離と周囲の索状物の切離,事前の十分な縦隔リンパ節郭清と構造物の同定と剥離,テーピングが不可欠となる.これらの操作によってクランプ鉗子をかける位置や角度(これにより後の術野の操作がだいぶ変わる),深さ,遊びの幅が規定される.実際には巨大なリンパ節や腫瘍のため,思いどおりにかからないこともあるが,このようなイメージを術前,さらに血管の剥離の最中にもっておくことは,手術を安全に進めるうえで重要である.

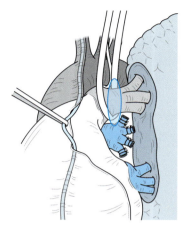

単なるテーピング

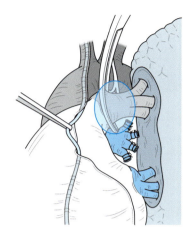

肺動脈本幹クランプ

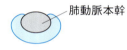

肺動脈本幹

必要なworking space

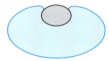

必要なworking space

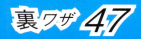

タコシール®でアナフィラキシー？

POINT

✓ タコシール®は，呼吸器外科領域では止血，止漏に有用である．

✓ タコシール®などの体内異物はアナフィラキシーの原因になりうる．

▶ タコシール®

　呼吸器外科の手術が楽になった理由の1つにタコシール®（組織接着用シート）がある．通常，これは出血したときに使うものだが，難治性の肺瘻にも経験的に使用され，それなりに効果があることは臨床医であれば実感されると思う．実際に製品の効能・効果は肝臓外科，肺外科，心臓血管外科，産婦人科および泌尿器外科領域における手術時の組織の接着・閉鎖（ただし，縫合あるいは接合した組織から血液，体液，または体内ガスの漏出をきたし，ほかに適切な処置法のない場合に限る）である．用法には接着・閉鎖部位の血液，体液をできるだけ取り除き，本剤を適切な大きさにし，乾燥状態のまま，あるいは生理的食塩水でわずかに濡らし，その活性成分固着面を接着・閉鎖部位に貼付し，通常3〜5分間圧迫する，と記載されている．

▶ こんなことが……

　驚愕する症例を経験した．右転移肺腫瘍（直腸癌）の術中である．広範な癒着ののちに部分切除．剥離の際に生じた気瘻に対し，タコシール®を使用した．貼付の約20分後に血圧低下を認めた．エフェドリン，フェニレフリンに反応せず，顔面および四肢紅潮を伴った．タコシール®によるアナフィラキシーと判断し，これをただちに除去して温生食で洗浄すると，約5分後に血圧は回復した．きわめてまれだけれど，こんなことが起こりうることを知っておいて損はない．

　これまでにタココンブ®が原因でアナフィラキシーを生じた報告はある．

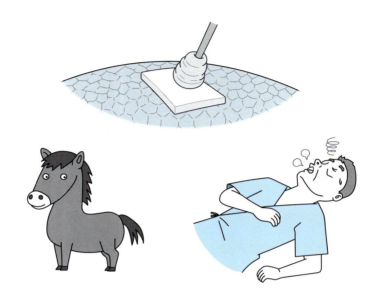

タコシール®は, ヒトフィブリノゲン・ヒトトロンビン・ウマコラーゲンを含有するフィブリン接着剤である. 先行品のタココンブ®との違いは, ウシ由来のトロンビン分画をヒト由来のトロンビン分画に変更し, さらにウシアプロチニンを除いた点である. しかし, やはりアナフィラキシーショックをきたすことはあるのだ. 本当に手術ほど怖いものはない.

文献

1）井上卓哉ほか：タコシール®が原因でアナフィラキシーショックをきたした一例. 日呼外会誌 **29**: 116-119, 2015

胸腔鏡下手術とは？

　胸腔鏡下手術は，創の個数，大きさ，モニターの数，手術用具などを含め，手術法は各施設でさまざまである．これまで，胸腔鏡下手術はVATS（video-assisted thoracoscopic surgery）と言われていた．当時，われわれが若手だけ（若手と言っても40歳代以下であったが）の同志で研究会を作ったとき，「若手VATSの会」という名称にしたのだが，この命名はあまり深く考えたものではなかった．しかし，やはりVATSの名称は胸腔鏡下手術を表している名前ではないということで，「TS（thoracoscopic surgery）の会」と変更した．VATSは胸腔鏡で映し出されているモニター上の画を補助にした（assisted）手術という意味であるため，開胸したうえで，光源として胸腔鏡を使う方法もその範疇に入るような誤解を受ける．光源である胸腔鏡を補助にした小開胸で，胸腔内を直接肉眼で見て行う手術は，やはり胸腔鏡下手術ではなく開胸手術であるという意見が多かった．創の大きさが5cmであろうと，手技は基本的に開胸手術と同じであるからだ．また，小開胸手術は開胸器で無理に創を押し広げるので，創部痛が激しく，小開胸手術をするくらいなら，ある程度（10cmくらいは）創を大きくしたり，肋骨を離断したりしたほうが，創部痛は少ないという意見も多かった．このように，開胸と胸腔鏡下手術との違いについて意見を交わす中で，胸腔鏡下手術には1点だけ，譲れない大切な定義と言ってもよいような共通点があった．それは全行程をモニターで見ながら行う手術であるという定義だ．ポートの数は1つでも3つでも，5つでもよい．創の大きさも，3cmでも5cmでもよい．とにかく，モニターを見て行う手術なので，術者のほか，助手も皆，モニターを見て手術を行う．手術に参加している全員が同じ術野を見ているということである．参加していない人も，麻酔科医も，看護師も，同じ視野である．ごまか

しはきかない．一方，小開胸手術では術者だけが術野を肉眼で見て，助手は胸腔鏡を通して術野を見ている．異なった画を見ているのだ．胸腔鏡下手術が開胸手術に勝るとは言わない．どちらも長所があれば短所もある．適応も異なるだろうし，適応の広さも医師によって異なるだろう．当然，異なるアプローチの手術なので，術者や助手の熟練度に応じて危険度はそれぞれに変化する．開胸手術でも胸腔鏡下手術でも，それぞれに練習，訓練が必要だ．術者は開胸手術のとき，開胸でも側方開胸，Paulson開胸，胸骨正中切開など，その患者の病態によって変えるはずだ．術者の技量，考え方，慣れた方法などでアプローチが変わるのは自然なことである．施設に2人しか医師がいないので，胸腔鏡下手術は困難という理由も自然なことである．施設や術者によって決定すればよいことであると思う．筆者は約2～4 cmの創（utility port：主に術者），約2 cmの創（主に第1助手），1.5 cmの創（主にスコープ）の3ポートで手術を施行している．utility portは，なるべく肺がその創から出るだろうという大きさで決定している．つまり，中葉切除なら2～3 cm，下葉切除なら3～4 cmという具合である．ポートの創が小さければ小さいほど困難なようであるが，実際は創が小さいほど鉗子が固定しやすい．しかし，創が小さいと切除肺が取り出せない．よって，創をはじめに小さくしても，肺を取り出すときには創を延長しなくてはならない．こうすると，得てして創が汚くなるので，筆者は最初からある程度の創長を作っている（それでも創を延長しなければならない場合もある）．このジレンマに対し，取り出す場所を肋間でなく，胸骨下や肋弓下などにする方法もある．胸腔内で肺を分断する方法なども考えられてきた．

　胸腔鏡の性能は10年前から格段に進歩し，現在では肉眼で見るよりも精細な解剖情報を得られるほどの映像が映し出されるようになった．しかし，そうは言っても，やはり肉眼やルーペを通して見たほうが慣れているし，わかりやすいと思う外科医もいるだろう．それはそれで自然なことではないかと思うし，否定はしない．自分のやりやすい，慣れている方法に勝る手術はない．ただ，筆者個人の感想で恐縮なのだが，10数年前に6 cm程度の胸腔鏡補助下小開胸手術をしていた身としては，小開胸手術は死角が出て大変に労力のいる手術であると言わざるをえない．開胸器が必須な症例や，片側でしか胸腔内を見ることができないような症例もある．当時は胸腔鏡の性能も

今一つで，モニターを見ても詳細な情報が得られなかった．リンパ節郭清も大変だ．現在では，拡大視野の得られる胸腔鏡下手術のほうがはるかにやさしいと感じる．これこそ，胸腔鏡下手術が普及してきた理由の1つだろう．また，胸腔鏡下手術では術者が首を曲げて手術をする必要がないので，術後の肩こりも頸部痛もない．以前は本当に肩こりに悩まされていた．時にこのアプローチは患者のためというよりは，本当は自分（外科医）のQOLためにやっているような気もしている．

多発肺癌の治療戦略

　多発肺癌の治療は難しいといわれる．同時性か異時性か，肺の切除量をどうするか，本当に肺内転移でないのか，予後はどうなのかなどが検討されるが，症例数も少ないため，本当によくわからない．同時性多発肺癌で両側の場合，中葉でない限り，両側肺葉切除は呼吸機能の面から避けるべきであるといわれる．よって，どちらかに区域切除や部分切除が選択される．たとえば，肺気腫のある同時性両側性多発肺癌．どちらも cN1 の下葉肺癌の場合，サイズが大きいほうは肺葉切除で，小さいほうは縮小手術．しかし，はたしてそれでよいのか．積極的に手術を行うことは外科医として賛成であるが．たとえば，*EGFR* 遺伝子変異がある腺癌では進行癌であっても，比較的予後がよい．それなら，*EGFR* 遺伝子変異のない腺癌や扁平上皮癌であればなるべく肺葉切除を行い，変異のある腺癌であれば比較的大きくても縮小手術とするほうが，予後がよい気がする．縮小手術で断端再発を起こしても，EGFR-TKI でコントロールできる可能性が高いからだ．同時性多発肺癌ではこういう治療の選択肢を議論できるのだが，異時性となるとさらに複雑になる．しかし，外科医であっても化学療法を含めた内科治療の知識は入れておかないと，こういう考え方はできない．「外科医だから化学療法は内科の先生に任せればよい」と考える医師は失格だとも思う．

　最近は若年者の肺癌が増加し，化学療法も進歩してきて，術後5年以上経過して再発や第2癌が発生する人が増えてきた．手術をして5年が経過して再発がなければ安心なんて誰が言い出したのかはわからないが，癌のことを少しでも知っているなら，そんなことは口が裂けても言えない．術後10年で見つかった腫瘍に対して再手術をした結果，第2癌ではなく再発症例だった経験もある．これは初回の癌と2度目の癌のどちらも同じ組織型で，同じ

*EGFR*遺伝子変異をもっていたから，そのように診断した．基本的に1個の癌細胞ができて可視化する（画像診断で見えるようになる）までの期間を10〜15年くらいだとすれば，1個の癌細胞を術野に残すと，理論的にはこのように再発することになる．そこまで外科医が責任をもてるのか．そして，その責任を果たすために何ができるのだろう．

文献

1）Tsunezuka Y, et al: The result of therapy for bilateral multiple primary lung cancers: 30 years experience in a single centre. Eur J Surg Oncol **30**: 781-785, 2004

Dual operator

　従来，執刀医は1人である．当たり前である．手術の責任を問われるのは執刀医である．昨今の医療の諸問題をみれば，執刀医に話は終始する．したがって，執刀医の重圧は大きい．大開胸をしていたときは，1人でどこでも術野が見えただろう．まさに執刀医の責任のもとに手術されていた．しかし，時代は徐々に変わり，現代では比較的小さな創で誰もが手術をする時代になった．胸腔鏡下手術を行う施設が増加し，その適応が拡大している．胸腔鏡下手術の場合，術者が患者の腹側に立って右肺上葉切除をするとき，肺門操作を前方から始めるのでやりやすいかもしれない．やりにくいのはminor fissure，つまり右肺上葉，中葉間の不全分葉（ここが不全分葉であることはしばしばある）で葉間の肺動脈から前方にトンネリングするときである．この場合は，背側に立つ前立ち（第1助手）から順手で鉗子を通すほうが自然である．そのほうがやりやすく，手術はスムースとなる．ん？ん？この場合，執刀医は腹側に立っていて，いちいち場所も交代するのも面倒なので，「ほんなら，そこだけそれやって」という感じで，第1助手にトンネリングをしてもらう．同じように解剖学的位置関係から，背側のLN#7の郭清なども背側からやったほうが圧倒的にやりやすいこともある．こうなるとどっちが執刀医なのか分からなくなる．

　同様に，左肺上葉切除のときの葉間の肺動脈の露出や，A^{1+2}あたりの処理も背側から見ると真正面で順手であり，第1助手のほうがやりやすい可能性がある．そういえば，「従来の後側方切開のときはいつも背側に執刀医が立っていたなあ……」なんて考えた．さらに言えば，執刀医が組織を剥離する場合，自分自身の片手で組織にカウンタートラクションをかけて，もう一方の手で剥離していくというのが，ごく自然な手技である．基本的に，第1

助手は視野を展開することに集中する．カウンタートラクションを助手が行って，剥離は執刀医が行い，視野展開も剥離も執刀医のみが行うことは，ある意味不自然なことである．執刀医が自分の脳で両手を使い，微妙なさじ加減で手術を進めていくのに反していることになるからだ．しかし，どうだろう，状況によってはそのほうが楽で安全なこともあるような気もする．このように，時に前立ちである第1助手が執刀医のような行為をすることは許されないことであろうか？ 助手が執刀医の片腕の役割はしてはいけないだろうか？ 執刀医が助手の役割を片手で行うことは許されるだろうか？ その答えは，その手術の質が患者に与える影響に帰すると思われる．絶対にそれはダメという意見もあるかもしれないが，一定のレベルにある助手と執刀医，その強い信頼関係があれば，このようないわゆるdual operatorのようなことは，教育的な観点からも意義があり，実は手術の質を上げることもあると思う．いかがでしょう？

制　限

　スポーツが大好きな人は多い．サッカー，バスケットボール，ラグビーなどなど．何が面白いかといえば，たとえばサッカーでは足を使って，手を使ってはいけない．同様に，ラグビーでは前方にボールを放ってはいけない．こんなふうに制限だらけである．逆に制限があるから面白いのだ．しかも，時間の制限もある．

　われわれ，呼吸器外科医には胸腔鏡というアプローチがある．この20年間で多くの議論がされ，施行する施設，しない施設がある．胸腔鏡をしないとする理由には大きく2つある．1つは非常事態への対処に対する不安（主に出血）．もう1つは操作の制限である．肺の手術は，今さら言うまでもなくmajor surgeryで，一歩手元が緩むと，あっという間に大惨事につながる．このような状況で，外科医が手元の制限を加えられるのはおかしいという考えである．それに，「患者の命がかかっているのに面白い？ けしからん！」という意見である．うん，なるほど納得である．

　しかし，これとは反対に胸腔鏡のアプローチをどんどん拡大している施設もある．この制限を利用しつつ，うまく対応しようという考えである．この制限を感じながらも克服しようとしている術者のほうが，手術の集中力やテクニックを極めることへの執着は強いような気もする（そういう外科医が多そうに見えるだけかもしれない）．少しは制限があるが，それを上回るbenefit（教育効果，視認，同一視野，低侵襲性）を感じている指導者がいるということもある．

　どちらがよくて，どちらが悪いというわけでもないが，少なくとも制限を無視して，今後の呼吸器外科の発展はあるのだろうか？ またその一方で，本当にこのような制限は必要であろうか？ しかし，もし不要というのであ

れば，他の外科領域での内視鏡の発展はどう解釈すべきであろう？ 海外からの評価はどうであろう？ 最近ではmicro-surgeryという概念も出てきている．他科の手術と違って，一歩間違えると，呼吸器外科では大惨事になるので，制限はないほうがよいのか？

　しかし，その一方でTSを中心とした方針の施設もあり，とても悩ましい．筆者自身，日々悩みながら，症例に応じてアプローチを考えている．

　そもそも教科書じみたものは大御所の先生が書くべきである．たしかにそうである．鋭い思索に富み，さらに多くの臨床経験に基づく成書ほど美しいものはない．しかし，反論もある．たとえば，大御所になると，もはや若手の気持ちはわからないのではないか？　そもそも親子くらい歳も違うし，すでに実際に臨床の現場で患者さんを診ていないのではないのか？　そもそも，最新医学より学会活動や公務など，政治的な仕事（本人が好むと好まざるにかかわらず）で多忙なのではないのか？　などの疑問があるからである．それでは，とにかく手術経験が伝説的に多い先生が執筆すべきではないのか？　そうかもしれない．そのとおりだ．実際，手術や臨床の体験は外科医にとって何物にも代えがたい．しかし，手術件数だけがすべてでもない．あまりにも多いと手術をさばくような感覚になってしまう感は否めない．つまり，どの程度の経験を積み，書物を残すかという問題は答えがあるようでない．どの時点で本を論ずればいいかということに対して，一定の基準はない．これが思い切って書いてみようと思った私の感想である．

　ここに書いたことは，きちんとした教科書に，少なくとも詳しくは載っていない手術の小技の数々である．このようなtipsは，ある人からみれば当たり前だし，ある人からみれば，「へ～～今からやってみよう」と思うこともあるだろう．実地の臨床というのはそんなものかもしれない．ある程度，完全ではない人間が，たぶんこの方法は現場で使えるのではないかと思うことを素直に書いたものなので，真実というより，現時点で信じていること（なんだか宗教みたいですね）になってしまった感は否めない．この点は読者にお詫びしたいと思う．でもそれなりに有益と思うし，数人のまとも（と少なくとも世間的には思われている）で立派な呼吸器外科医にも査読していただいて，すでにそれなりのお褒めの言葉もいただいているので（お世辞かもしれない?），ある程度事実は担保されていると固く信じたい．どちらかと言えばマニュアルというより，むしろ気楽な読み物として読んでいただくのがよいかもしれない．

　「不完全で不十分なものでも，何らかの『答』を常に出し続けていかねばならない．それが医者の仕事である」と言ったのは，たしか里見清一（國頭英夫）先生だったと思う（『医者と患者のコミュニケーション論』新潮社，2015）．本当にそうだ．つまり，臨床の隙間から真実を見つめ，そして本を

出すことによって，皆さんの隠れた真実と勇気を鼓舞したかったというのが本音である．これらの文章はもちろん私見であり，ある程度偏った思想である．したがって，共感のみならず，反論，訂正，その他の考え方もあると思う．ぜひ，そのような考え方を寄せてもらいたい．第2弾のためにも．2人で意見を言い合いながら執筆した．1つのテーマをpro conで別れて議論する方法も考えたが，あえてその方法は採用せず，1人が思い入れのあるテーマで自由に書いて，もう1人がやや批判的に文章を読み，解釈と校正を加えた．2人のうちどちらがそのテーマを書いたかは，読むうちにだんだんわかると思う．

　最後に，この本を世に出してくださった南江堂の杉山孝男さんと高橋龍之介さん，名前を掲載する許可を頂いた先生方，また産業医科大学第2外科同門のよしみで素敵なイラストを数点寄せてくれた末次文祥先生（『心臓外科医が描いた正しい心臓解剖図』メディカ出版，2014）に深謝する．そして，自由奔放に育ててくれたうえに，代々続いた実家の衣料品店を継がなかったことにまったく根をもたなかった熊本，天草の両親と，家庭をまったく顧みず，仕事ばっかりしていてほったらかした妻子にこの本を捧げる．ありがとう．

　2017年5月

浦本　秀隆

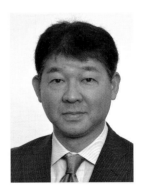

あとがき

　書き終えて，この本がすべての若手医師のためになったかどうかは，やや不安ではあるものの，呼吸器外科の基本的かつ隙間的な主題を目的に作成した本としては，価値があるものであると確信している．現代はさまざまな情報に溢れており，医学に関しても同じである．真実が普遍的な学問と異なり，外科的な手技に関する臨床試験の有意差は結論が出にくいとともに，解釈が難しい．それは外科医個人の手技が異なり，技術の差，優劣があり，とくに日本では1人の外科医が経験する症例数に差があり，限界があるからである．だからこそ，外科医1人ひとりの希少な経験が貴重となり，そこから学ぶことは無視できない．伝統に守られた手術手技は尊いが，それがそのままの形で今後も永遠に継続することはない．手術は生き物であり，時とともに変化するのは当然のことである．電気メスすらなかったような時代，誰が現代の手術を予想できたであろうか？　しかし，手術は変化するが，普遍的な重要性の高い手技や，行うに当たっての重要な知識，手術の基本的手技の根幹は確実に存在し，変わることはない．そしてそれは意識していないような些細なこと，忘れ去られそうなことでも，重要なこととして，医師共通の意識すべき知識としてもっていたほうがよい．すべてとは言わないが，そういう内容を中心に，あえて作成したつもりである．まだまだ書き足らない項目もあった．また，この本では現時点での著者らの哲学的考察なども記載されている．当然外科医は個人個人に信念があり哲学があるため，反論もあることは承知のうえである．マニュアル信仰者，EBM信仰者ならともかく，普通はさまざまな意見，信念，哲学があって当然であり，もちろんどちらがよいという数学的正解はない．

　このようなアウトローな本の著者の1人に誘っていただいた浦本氏に感謝する．また，このような本に興味をもっていただき，発刊までわがままを聞いていただいた南江堂の杉山孝男さんに深謝する．

　戦争の時代を生き抜き，国と命の大切さを教えてくれた祖父と，本籍地での開業を夢見ていた両親の言うことを完全に無視して，家庭を顧みず，手術ばっかりしていて迷惑をかけた妻子および国内外のかつての上司に，この本を捧げる．

千日の稽古をもって鍛となし，万日の稽古をもって錬となす．
　　——宮本武蔵『五輪書』

Es ist noch kein Meister vom Himmel gefallen.
修練こそ名人への道
　　——ドイツの諺

2017年5月

　　　　　　　　　　　　　　　　　　　常塚　宣男

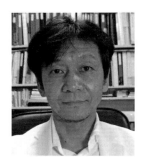

索 引

著者略歴

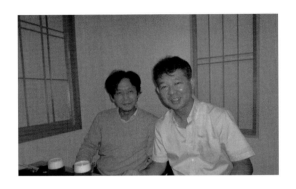

浦本秀隆（Hidetaka Uramoto）　写真右

- 1994年：産業医科大学医学部医学科卒業後，産業医科大学病院，
　　　　　国立東京第二病院（現，国立東京医療センター），健愛記念病院，
　　　　　北九州市立医療センターにて臨床実績を積み，
　　　　　Sweden 王国 Gothenburg University に留学
- 2009年：産業医科大学医学部第2外科 講師
- 2013年：産業医科大学医学部第2外科学准教授 兼 病院呼吸器・胸部外科診療副科長
- 2014年：埼玉県立がんセンター 胸部外科 科長 兼 部長
- 2016年：金沢医科大学　呼吸器外科学教授（講座主任）　現在に至る

常塚宣男（Yoshio Tsunezuka）　写真左

- 1991年：金沢大学医学部医学科卒業　金沢大学第一外科入局
　　　　　その後石川県立中央病院，厚生連高岡病院などにて臨床実績を積む
- 1996年：金沢大学がん研究所ウイルス部にてがん転移研究で医学博士取得
- 2000年：金沢大学医学部心肺・総合外科助手
- 2002年：ドイツ Freiburg 大学胸部外科
　　　　　（Albert-Ludwigs- Universitäts Klinikum Freiburg, Abteilung Thoraxchirurgie）留学，
　　　　　臨時ドイツ医師免許取得
- 2005年：ドイツ胸部外科施設派遣
　　　　　（Koln Merheim 病院胸部疾患センターなど：ドイツ外科学会招聘）
- 2006年：石川県立中央病院呼吸器外科　科長・医長
- 2008年：石川県立中央病院呼吸器外科　科長・診療部長
- 2017年：金沢大学医薬保健学域医学類　臨床准教授（学外）併任　現在に至る

臨床実戦　呼吸器外科の裏ワザ51
　―知って役立つ現場のテクニック

2017年 5 月 1 日　第1刷発行
2017年 6 月10日　第2刷発行

著　者　浦本秀隆，常塚宣男
発行者　小立鉦彦
発行所　株式会社 南 江 堂
〒113-8410 東京都文京区本郷三丁目42番6号
☎(出版)03-3811-7236　(営業)03-3811-7239
ホームページ http://www.nankodo.co.jp/
印刷・製本 日経印刷
装丁 葛巻知世（Amazing Cloud）

51 Tips for General Thoracic Surgery
©Nankodo Co., Ltd., 2017